U0345661

1. 宁夏重点研发项目（2018BEB04036）
2. 宁夏自然科学基金项目（2019AAC03108）
3. 北方民族大学引进人员科研启动项目（2020KYQD06）

相变储能聚合物微胶囊的绿色制备

王固霞　著

吉林大学出版社

·长春·

图书在版编目（CIP）数据

相变储能聚合物微胶囊的绿色制备 / 王固霞著.—
长春 ：吉林大学出版社，2021.12
ISBN 978-7-5692-9778-2

Ⅰ．①相… Ⅱ．①王… Ⅲ．①相变－储能－聚合物－
微型胶囊－制备－无污染技术－研究 Ⅳ．① R944.5

中国版本图书馆 CIP 数据核字 (2021) 第 261696 号

书　　名：相变储能聚合物微胶囊的绿色制备
XIANGBIAN CHUNENG JUHEWU WEIJIAONANG DE LÜSE ZHIBEI

作　　者：王固霞　著
策划编辑：邵宇彤
责任编辑：高欣宇
责任校对：刘守秀
装帧设计：优盛文化
出版发行：吉林大学出版社
社　　址：长春市人民大街 4059 号
邮政编码：130021
发行电话：0431-89580028/29/21
网　　址：http://www.jlup.com.cn
电子邮箱：jldxcbs@sina.com
印　　刷：定州启航印刷有限公司
成品尺寸：170mm×240mm　　16 开
印　　张：9
字　　数：152 千字
版　　次：2021 年 12 月第 1 版
印　　次：2021 年 12 月第 1 次
书　　号：ISBN 978-7-5692-9778-2
定　　价：46.00 元

前　言

　　近些年来，相变储能聚合物微胶囊的研究和应用愈加受到国内外学者的广泛关注，已经成为储能领域的研究热点。发展简便、清洁、高效的方法，制备具有较高储能潜热的胶囊材料是该领域的研究方向之一。

　　超声化学和微波化学在聚合物科学领域的研究方兴未艾。前者的主要优势是反应速率快，在反应过程中具有独特的分散、搅拌、乳化、引发等多重效应，且反应可在低温（常温）下进行，亦无须外加引发剂；后者的特点同样是反应速率快，且能耗低、副反应少。两者均属于"绿色化学"范畴。本书采用超声辐照原位包覆聚合反应、微波辅助原位包覆聚合反应制备了相变储能聚合物微胶囊材料，并将其应用于储能调温纤维的纺制。

　　本书采用超声辐照原位包覆聚合反应制备了聚甲基丙烯酸甲酯/硬脂酸相变储能纳米胶囊（PMS-PCESNs）。通过平行实验考察了超声时间、超声波强度、反应温度、氮气流量和乳化剂用量对单体转化率的影响，结果显示：声化学作用时间 30 min，单体转化率可达 90%；750 W 超声功率下，单体转化率可达 80%；反应温度为室温时，单体转化率较为理想；氮气流速为 50 mL/min 时，反应速率和单体转化率均较好；乳化剂用量达到单体的 1.0 wt% 时，反应速率和单体转化率较好。以相变储能潜热（相变材料包覆率）为考察指标，通过两轮正交实验研究了超声功率、超声时间、氮气流量和乳化剂用量对超声辐照原位包覆聚合反应的影响。结果显示：对包覆率影响由大到小的因素分别为乳化剂用量、超声功率、氮气流量和超声时间。实验因素水平范围内的较优参数如下：超声功率 750 W、超声时间 50 ～ 60 min、乳化剂用量 1.0 wt%（基于单体质量）、氮气流量 50 mL/min。结合三相界面理论对超声辐照原位包覆聚合反应进行热力学分析表明，当以

— 1 —

聚甲基丙烯酸甲酯（PMMA）为壁材，以硬脂酸（SA）为相变芯材时，各项扩散系数均小于0，此时形成的纳米胶囊在单位面积上的界面自由能最小，因而能够形成较为完美的核壳结构。动力学分析表明，在超声辐照原位包覆聚合反应中，成核过程贯穿始终，不存在常规乳液聚合的恒速期。DLS（动态光散射）结果显示，PMS-PCESNs的粒径在100 nm以下且呈现单分散分布；TEM（透射电子显微镜）、SEM（扫描电子显微镜）和AFM（原子力显微镜）结果显示，其呈现明显的核壳结构，且粒径分布均匀；DSC（示差扫描量热）结果显示，PMS-PCESNs的初始相转变温度、峰值温度和储能潜热分别为53.11 ℃、55.57 ℃和155.6 J/g，对相变芯材的包覆率达到83.0%；XPS（X射线光电子能谱）结果显示，超声辐照原位包覆聚合反应前后，C元素含量下降，O元素含量大幅上升。通过C/O值的变化，证实了PMMA壁材对SA相变芯材的包覆。

本书采用微波辅助原位包覆聚合反应制备了脲醛树脂/月桂醇相变储能微胶囊（UF/LA-PCESMs）。在微波辅助原位包覆聚合反应中，微波功率对相变储能潜热（相变材料包覆率）有显著影响，在实验范围内其值为300 W时效果最佳；微波时间为35 min时，包覆率可达80%；乳化均化速率和搅拌速率对相变材料包覆率均有显著影响，均化速率为3 000 r/min和搅拌速率为800 r/min时，UF/LA-PCESMs储能潜热可达峰值；与单一乳化剂相比，复合乳化剂在提高界面膜机械强度和乳液稳定性方面更具优势，因而有利于提高相变微胶囊的储能潜热，当其用量为3.5 wt%（基于单体质量）时效果最佳。DLS结果显示，UF/LA-PCESMs粒径在170～180 nm，且单分散性能优异；TEM、SEM和AFM显示，其外壳结构无孔、致密，表面光滑；DSC结果显示，UF/LA-PCESMs的初始相转变温度、峰值温度和储能潜热分别为22.64 ℃、26.84 ℃和156.0 J/g，对相变芯材月桂醇的包覆率达到75%；XPS证实了UF壁材对LA相变芯材的包覆。

将微波辐照原位包覆聚合反应制备的UF/LA-PCESMs与PE（聚乙烯）基体混合、造粒、纺制得到了聚乙烯储能调温纤维UF/LA-PCESMs-PE。在热学性能上，随着UF/LA-PCESMs-PE中UF/LA-PCESMs含量的增加，纤维的储能潜热稳步增加，实验范围内最高可达74.52 J/g。在热失重实验中，随UF/LA-PCESMs含量的增加，纤维最大失重速率温度向高温移动，并恒定在500 ℃左右，较PE纤维有较大幅增加，表明UF/LA-PCESMs改善了

PE 纤维的热稳定性。在力学性能上，随 UF/LA-PCESMs 含量的增加，纤维的抗张强度下降，但在实验范围内（UF/LA-PCESMs 最大含量为 20 wt%），UF/LA-PCESMs-PE 仍可满足常规纤维的使用要求。SEM 结果表明，UF/LA-PCESMs 较好地分布于 PE 基体中，其结构在经过共混、造粒、纺丝过程后仍较为完整，粒径约为 2.0 μm，且分布较窄。

本书发展并深化了声化学技术、微波化学技术在材料制备领域中的应用，为科研同行的相关研究奠定了一定的理论和实验基础。

目　录

插图清单

表格清单

第 1 章 绪 论

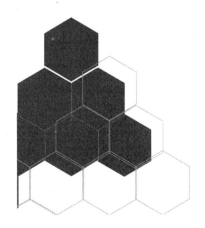

1.1　引言

能源是人类生存和发展的基础，环境是人类生存、发展所需物质与能量的贮存场所。能源与环境问题是制约经济可持续发展的重要因素，严重影响着人类物质和精神生活水平的进一步提高。

所谓相变材料（phase change materials，PCM），一般是指随温度的改变，其形态也相应发生变化，同时吸收或者释放能量的材料。利用相变材料在相态变化过程中伴随的蓄、放热特性来调节环境温度，是蓄热和节能的有效手段之一。随着科技的不断进步，相变材料现已广泛应用于采暖空调、智能纤维、太阳能利用、航天航空、军事装备等诸多领域[1-3]。但在实际应用中，相变材料由于自身热传导效率低从而限制了储能系统中能量的提取和利用，因此业内普遍的做法是对相变材料进行封装，制备相变储能微胶囊（MPCMs），从而增大了相变材料的比表面积，进而提高其传热效率。微胶囊化是一种将微米或纳米尺度的固体颗粒、液滴或气泡封装在惰性壁材（外壳）内的过程，被封装的芯材（内核）因受到保护而与外界隔离。当相变发生时，芯材因微胶囊化可增加传热效率且因封装而能控制体积变化。此外，微胶囊化的另一个目的是防止相变材料在加工、使用过程中出现挥发和泄漏。

供制备相变储能微胶囊的方法有很多，结构与组成相同的微胶囊可以通过不同的方法来制备，同一种方法也可用于制备具有不同结构和组成的微胶囊。通过合理的实验设计，采用适当的制备方法可以调控聚合物相变储能微胶囊的结构、性质。当前，各个学科间的交叉与融合不断深入，博采众长，将一些简便、高效、绿色的新方法、新技术用于制备聚合物相变储能微胶囊，将有可能弥补现有方法的缺陷。

超声波技术始于 20 世纪初，经过上百年的发展，人们已将其应用到工业、农业、国防、日常生活等各个领域。例如，20 世纪 60 年代诞生了超声诊断与超声治疗，在当今医学中，两者充当着不可或缺的重要角色；20 世纪 70 年代，超声电子学技术出现了，其目前主要应用于电子对抗及信息通信领域。而兴起于 20 世纪 80 年代的声化学，更是成了化学学科的一个新的分支，并日渐活跃于简便、高效、无污染的"绿色"化学工业舞台[4]。

近 20 年来，化学工业逐渐关注在各类反应中引入微波技术，用以促进化学反应，开创了一个全新的技术领域，并逐步发展为一个交叉学科——微波化学。1986 年，Gedye 等人[5]第一次将微波技术应用于有机合成领域，这是微波化学的开山之作。此后，有机合成领域中开始大量应用微波技术，并发展为微波辅助有机合成（microwave-assisted organic synthesis，MAOS）。微波的优势在于，加热方式快速高效，反应时间可大幅缩短，因而耗能低。而在高分子材料的微波制备方面，近些年来，国内外科研工作者也已经做了大量卓有成效的工作[6-8]。

本书在前人工作基础上，将超声化学手段、微波化学手段引入聚甲基丙烯酸甲酯/硬脂酸（PMMA/SA）相变储能纳米胶囊、脲醛树脂/月桂醇（UF/LA）相变储能微胶囊的制备过程，并纺制了聚乙烯储能调温纤维，为聚合物相变储能微胶囊的制备提供了一种新的思路，同时从理论和实验上予以验证，从而拓展声化学与微波化学的应用领域，具有重要的理论和实践意义。

1.2　声化学

超声波是一种机械振动波，其频率在 $2 \times 10^4 \sim 2 \times 10^7$ Hz[9]。在液体媒质中，伴随着超声波的传播，会形成无数的空化泡，这些空化泡在极小的空间里经历着形成、生长、坍缩、崩溃等一系列过程，而这些过程又耗时极短，因而会在局部生成高温（约 5 000 K）、高压（约 10^8 Pa）的环境，且温度变化率极大，可达 10^9 K/s。此外，上述过程中还伴有强烈的冲击波和微射流（时速高达 400 km）[10]（图 1.1）。

声化学[11]（sonochemistry）是一门交叉学科，其主要特征是在化学反应中引入超声波，用以提高反应速率、增加产率。与热化学、电化学、光化学和磁化学一道，声化学同属化学的一个分支。声化学的起源可以追溯到 1894 年，当时，Reynold 在局部细窄管道的水流中观察到了空化现象。同时，Thornycroft 等人发现，配备于驱逐舰螺旋桨的推进器有时会出现剧烈振动，于是经过分析得出了空化是其诱因的结论。1917 年，关于声空化领域的研究实现了重大突破，这源于 Rayleigh 发表了一篇题为 "On the pressure developed in a liquid during the collapse of a spherical cavity" 的研究论文，该论文为声空化的理论研究奠定了重要基础。1927 年，Richards 等人[11]报道了超声作用下二甲基硫酸酯的水解以及亚硫酸还原碘酸钾等反应，声化学作为化学学科的一个分支正式诞生。自此，其得以迅速发展。时至今日，声化学已经被广泛应用于有机化学、无机化学、高分子化学、催化化学以及纳米科学等诸多领域。

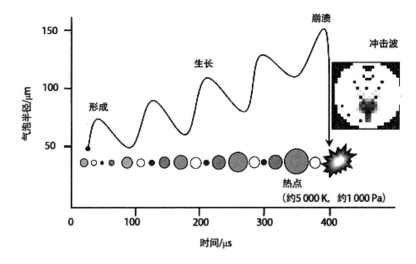

图 1.1 声空化：高强超声辐照下液体中气泡的形成、生长和崩溃

结合该论文的研究内容，本书下面就超声化学在包覆反应方面的应用进行简述。

在不同的材料中，超声波可以用于促进某些特殊功能。例如，在食品乳液中，贮存稳定性和物理外观取决于分散相尺寸的大小。超声波能够以可控方式将不同的有机相分散到水相中，这样形成的乳化产品非常稳定。超声波在特定环境条件（如 pH 和温度）下也可以促进聚合物体系的形成。这些聚合物体系可以用于控制生物系统中的药物释放。超声可以促进乳化和聚合，形成蛋白质交联，最终得到蛋白质微球，从而制备具有生物相容性和可生物降解的药物传递载体。

1.2.1　功能性食品乳液

液滴尺寸和多分散性是控制乳液功能和稳定性的关键因素。超声空化产生的强烈的剪切力可以用于产生非常小且尺寸相对均匀的乳液[12]。超声波的乳化作用机制有两种：其一，在声场的作用下产生不稳定的界面波，导致中到大尺寸油相液滴分散到连续的水相中；其二，由空化造成的物理效应将这些最初形成的油滴分散成亚微米尺寸的液滴[13]。

在食品乳液中，乳液滴的大小影响其外观、口感和稳定性等。虽然大尺寸乳状液滴的外观是乳白色，不透明的，但当乳液的液滴尺寸（EDS）小于 100 nm 时，由于光散射减少，会呈现出半透明和几乎透明的乳液。此时，热力学上不稳定的乳液在动力学上变得稳定。在这个尺寸下，液滴的不稳定性取决于胶体粒子间的作用力，如 Ostwald 熟化和液滴碰撞会导致粒子之间聚并，最终发生相分离。这些过程通常非常缓慢，因此纳米级乳液在几个月内可以保持稳定。纳米级液滴的形成需要施加强大的剪切力，通常是使用低频超声波在功率超声区（20 kHz ～ 100 kHz，声强 >10 W/cm² 来实现的。

一种将物质包覆在乳液中的方法是制备所谓的双乳液。双乳液是在乳液中包裹的乳液。它们可以将水溶性成分封装在油滴中，因而可以在生物活性物质的输送、掩味和减少食物脂肪等方面得到应用[14]。例如，在外相中包裹的内相由于受到保护而不被降解，并且内层物质的释放可以被延迟进入消化系统，从而遮掩了气味。而脂肪的减少是在不降低脂肪液滴表观体积分数的情况下，通过置换脂肪（不影响脂肪相的感官特性）来实现的。

在巨大的商业利益驱动下，已经有开发味道增强、减脂沙拉酱以及低脂奶酪[15-17]的例子。然而，双乳液的不稳定性一直是个令人头痛的问题。由于在低剪切速率下会形成较大的液滴（通常大于 20 μm）[18]，导致产生了快速的相分离。这个问题可以通过引入超声技术加以解决。Tang 等人[19-20]报道了采用超声处理可以制备亚微米尺度的双乳液，实现了对阿司匹林的封装，这种乳液具有很高的稳定性（1 个月的延长贮存期）和包覆率（高达99%）。

将超声波技术与常规技术及当下最先进的乳化技术进行比照，发现在工业乳化中应用最为广泛的是转子 – 定子系统和高压均化方法。除了常规的高压均化方法之外，一种被称为 Microfluidizer™（MF）的改进技术已被证实在纳米乳液制备中是非常有效的 [21-22]，该技术引入了相互碰撞的两种高压射流。MF 具有相对较高的能量效率，用于生产具有非常小且窄分布的 EDS 乳液，通常应用于制药工业。Mahdi 等人 [21] 比较了 MF 法与超声法两种乳液制备技术，发现两者性能类似，前者得到的乳滴平均体积加权粒径为 0.83 μm，后者（20 kHz 下）为 1.02 μm。

超声波和 MF 通过共同的因果机制发生乳化，包括空化和剪切 [22]。虽然 MF 已经被指出在尺寸减小方面更加优越，并且生成具有更窄尺寸分布的乳液，但是超声技术被认为更易操作，且清洁和维护便捷 [21]。且随着处理时间的延长，采用超声技术已被证明能够得到较小的乳滴 [22]。

1.2.2　可控释放药物的聚合物粒子

在治疗某些疾病时，给药速率须与患者的生理状况相匹配。在常规药物输送中，患者血液内的药物浓度先是升高，然后到达峰值，而后下降。每种药物的浓度不同，超过该浓度会对人体造成伤害，低于该浓度则对疾病无效。如果对于某些疾病，我们能够对药物释放进行控制，无疑将是非常理想的，因为它能够根据病人的实际需要提供剂量。

对温度、pH 和离子强度等环境因素敏感的聚合物材料则有可能被用作药物输送载体 [23]。如果聚合物的结构可以被外部因素调节（如磁、超声波、热、电等），被封装的药物就有可能以受控的方式释放。超声波现已作为一种有效手段，用于合成具有系列功能的这一类聚合物。

此外，超声波还可以促进乳液聚合，形成与乳状液滴大小相当的乳胶颗粒 [24]。由超声波形成的乳胶颗粒比传统的乳液聚合形成的乳胶颗粒要小，因而比表面积增加 [25]。同时，超声技术避免了使用化学引发剂和共稳定剂，降低了反应温度，加快了聚合反应进程，并提高了单体转化率和相对分子质量。正是由于这种节能上的优势，超声波乳液聚合被视为传统聚合反应的"绿色"替代。

Teo 等人 [26] 采用超声乳液聚合法（简单一步法）制备了乳液包覆磁性纳米粒子。这些胶体粒子在长达 12 个月的时间里表现出良好的稳定性，且具有很强的磁性。当对其施加外界磁场时，它们表现为传统的磁性流体。他们还采用超声声化学方法制备了聚（N- 异丙基丙烯酰胺）和聚（N- 乙烯基己内酰胺）温度响应性共聚物，并置于不同浓度的表面活性剂中进行了性能研究[27]。该聚合物可被用作药物输送载体（以罗丹明 B 为考察对象），其结构对温度有响应：在 20 ℃时，聚合物链是张开的，能很好地溶于水中；而当加热到 32 ℃时，链状结构就会坍塌成球形结构，从而降低了在水中的溶解性，使聚合物溶液变浑浊。因此，罗丹明 B 的释放动力学显示，其在 40 ℃时的释放速率明显高于 20 ℃时的情形。

1.2.3　蛋白质包覆微球

超声波已经被用于制备蛋白质微球，而蛋白质微球具有广泛的生物医学应用，如可用于超声造影和磁共振成像的造影剂，以及作为药物输送载体等[28]。这些微球（直径一般几个微米）由一个蛋白质壁材和一个被包覆的芯材组成，芯材可以是气体，也可以是液体。壁材是内相和水之间渗透的屏障，从而使蛋白质微球具有长期的贮存稳定性。

首个商品化的蛋白质微球是白蛋白包覆微泡，商品名为 Albunex® 和 Optison™[29]。这些微球主要用作超声成像的造影剂，其中空结构可以增强信号响应。此外，蛋白质微球还可以作为药物载体，其中可以是气体，也可以是液体。对药物输送而言，很重要的一点是蛋白质微球必须可生物降解，而且应该具有良好的生物相容性。它们可以用各种配体（如抗体、多肽或维生素）进行功能化，以对人体内特定组织进行靶向输送药物。

Cavalieri 等人[30] 报道可以采用声化学方法制备溶酶蛋白微球，这些微球的稳定性可持续几个月。溶菌酶来自鸡蛋清，具有天然的抗微生物特性，而由溶菌酶形成的微球保留了一些酶的功能和蛋白质的抗菌活性。他们的这项工作证实了需要通过部分蛋白质变性来释放自由硫醇，以引发交联使蛋白质微球更加稳定。微泡也可作为抗生素的载体。Avivi 等人[31] 采用超声化学方法用牛血清蛋白包覆四环素制备微球，封装效率可达 65%。重要的是，他们发现大约 97% 被包裹的四环素都是在气泡的核心内，而不是简单地吸附在蛋白质微球表面。他们同时证实，当被温和加热释放时，四环素的抗菌活性与同等剂量的四环素在不同菌株的作用下是相同的。

Zhou 等人[32] 用同样的方法制备了载有各种油（葵花油、十四烷、十二烷和全氟己烷）的液体包覆溶菌酶微球。理论上，充满液体的微球可以装载大量的油溶性药物，而在气泡表面的活性药物成分需要被功能化。研究还发现，在微球中封装的液体类型会影响形成微球的物理性质（如大小、多分散性和壁材强度）。

研究表明，超声波作用区域的尺寸会影响微球的粒径分布，这为我们提供了一种控制微球尺寸的方法[33]。在这项研究中，采用小直径的超声变幅杆（即形成小的超声波作用区域）比大直径情形下更容易得到小粒径且单分散性更好的微球。

除了用于制备蛋白质微球外，超声波还可作为靶向药物释放的一个工具。研究表明，超声波可以分解壳聚糖 / 二氧化钛杂化纳米微球，释放出被包覆的物质[34]。这种能力可用于诱导蛋白质微球的破裂，以增强药物对人体特定部位的局部递送。

1.3 微波化学

微波（microwave，MV）是一种超高频的电磁波，其波长为 0.1 ～ 1 mm，频率为 300 MHz ～ 300 GHz。微波作为一种全新的加热方式（包括热效应、非热效应），已被广泛应用于诸多领域，而化学学科也开辟了微波化学这一新的分支。微波化学，即利用微波与化学体系发生相互作用，用以促进化学反应的进行。

早在 20 年前，微波辐射已经成为一种促进和提高化学反应的常用方法，尤其是在过去的 5 年里，微波辐射技术的应用已经有了很大的进步。因此，将微波化学手段应用于材料制备方面的相关文献越来越多。

与传统加热方式相比，微波辅助化学合成具有能够缩短反应时间、提高反应产率、减少发生副反应等优点。这些优点大多是由"致热"效应引起的，但是在某些情况下，传统的加热方法无法达到同样的效果。这种特殊的微波辅助效应被称为"非热效应"，其通常是由介电加热的性质引起的，如会出现倒置的温度分布、常压下溶剂的过热效应，或是在低极性反应介质中高吸收物质的选择性加热等[35-37]。

在高分子科学中，微波辅助合成通常能很好地解决反应中出现的技术问题。1979 年，Gourdenne 等人[38]通过微波辅助手段实现了不饱和聚酯与苯乙烯的化学交联，这是首个关于微波辅助合成在高分子中应用的报道。1983年，Teffal 和 Gourdenne 在常规条件下通过微波辅助实现了 2- 甲基丙烯酸乙酯的本体聚合[39]，这项工作比 1986 年报道的第一例微波辅助有机合成还要早些[40-41]。在当前的高分子科研工作中，已有许多关于微波辅助聚合的研究和综述，结合本书的研究内容，下面分别就微波化学在自由基聚合、逐步聚合方面的应用进行简述。

1.3.1 自由基聚合

自由基聚合是最重要的工业聚合手段。在早期的研究中，Boey 及其合作者在家用微波炉中进行了 AIBN 引发苯乙烯、甲基丙烯酸甲酯和丙烯酸甲酯等的本体聚合[42-44]。Porto 等人[45]也通过家用微波炉进行了苯乙烯、醋酸乙烯酯、甲基丙烯酸甲酯以及丙烯腈的自由基聚合。近年来，将微波技术应用于自由基聚合、乳液聚合和复合材料的制备引起了越来越多的研究人员的关注。

1. 自由基均聚反应

Jovanovic 和 Adnadjevic[46]以 BPO（过氧化二苯甲酰）作为引发剂，通过本体聚合，在微波辅助（家用微波炉）下合成了聚甲基丙烯酸甲酯。与传统加热方式对照，研究人员发现，在微波辐照作用下，聚合反应速率明显增加，原因在于微波辐照可以降低聚合反应的活化能。微波辐射条件下的快速能量转化使微波加热与传统加热反应的聚合反应动力学不同，前者导致反应体系中出现不平衡的能量分布。Ritter 及其同事通过微波辅助进行了一系列的甲基丙烯酰胺的合成研究。2004 年，他们于微波辐照下进行了（甲基）丙烯酸与脂肪族和芳香族胺的无溶剂酰胺化反应[47]。在不添加偶联剂的情况下，微波辐射反应 30 min 后，可获得相应的（甲基）丙烯酰胺，产率高达 96%。他们进一步的研究主要集中在通过微波辅助反应，使（甲基）丙烯酸和（R）–1–苯基乙胺合成手性（甲基）丙烯酰胺（图 1.2）上。

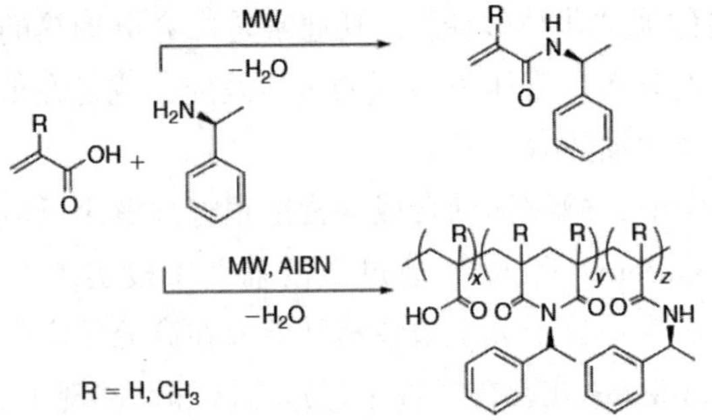

图 1.2　AIBN 存在下甲基丙烯酸和 (R)-1- 苯乙胺一锅法聚合制备手性甲基丙烯酰胺[48-49]

在单模微波反应器中辐照 15 min 后，可得到较高产率的 N-（（R)-1-苯基乙基）（甲基）丙烯酰胺。在微波辐射反应中，强极性中间体（两性离子和盐）对微波的强吸收导致了选择性酰胺的形成。在引发剂 AIBN 存在下，由一步法通过微波辅助合成可得到旋光性酰胺聚合物。另一个关于微波辅助合成酰胺反应效率的研究是，甲基丙烯酸和 N,N- 二甲基 -1,3- 二氨基丙烷在微波辐射（150 ℃）下反应 1 min，酰胺的产率高达 82%[50]，纯化后的单体在甲苯中发生均聚反应，所得产物在水中有一个低临界共溶温度（LCST）。Singh 等人以 KPS（过硫酸钾）作为引发剂，研究了丙烯酰胺在微波辐照下的聚合反应[51]。其中，单体的转化率取决于微波功率、辐射时间、引发剂以及单体浓度等。微波反应（转化率为 98.5%）的最佳条件是，微波温度 98 ℃，微波辐射 50 s，KPS 浓度为 2×10^{-3} mol/L，丙烯酰胺浓度为 0.56 mol/L。而通过常规水浴加热，在同样的实验条件下却观察不到聚合现象。Fischer 等人在链转移剂存在下，以 AIBN 为引发剂研究了 N- 烷基丙烯酰胺的微波辅助合成反应[52]。反应采用本体聚合，微波功率为 350 W，该反应时间为 30 ～ 150 s；对比实验为常规加热回流（甲醇为溶剂）65 ℃、3.5 h 和高压反应 80 ～ 170 ℃、1 h。结果显示，在微波辐射条件下，除了聚合反应速率大幅提高外，产物的相对分子质量分布也小幅变窄。Cortizo[53] 研究了富马酸二异丙酯在微波辐射下的聚合反应，考察了微波功率和辐射时间对聚合物产率和相对分子质量的影响。在此基础上，Alessandrini 及其同事以 BPO 作为引发剂，探究了富马酸二烷基酯在家用微波炉中的聚合反应[54]。与文献报道一致，所有实验单体的聚合反应速率在微波辐照作用下均会增加。Lu 及其同事研究了载体（Al_2O_3、SiO_2 和 MgO）对微波辅助丙烯酰胺和 2- 丙烯酸 -2- 乙基己酯聚合的影响[55]，发现载体的用量对聚合物产率的影响很大。Ritter 及其同事探究了 N- 取代马来亚酰胺的微波辅助聚合反应[56-58]，同样证实了微波技术可以提升反应速率。

2. 自由基共聚反应

Greiner 等人[59] 研究了苯乙烯的自由基聚合反应，并使用不同的有机过氧化物引发剂，考察了在有无微波辐射作用下，苯乙烯与甲基丙烯酸甲酯在甲苯和 DMF（N,N- 二甲基甲酰胺）中的共聚反应。研究发现，微波辐射条件下的苯乙烯在 DMF 中均聚反应的单体转化率要比在油浴条件下高。然而，如果将溶剂换作甲苯则影响不大。在所有的共聚反应中，微波辐射似乎对单体不具有选择性。为了探明微波辐射效应是否能够提高聚合反应链的增长速率或是能够提高引发剂的分解速率，Stange 和 Greiner[60] 对苯乙烯和甲基丙烯酸甲酯的自由基共聚反应进行了深入的研究。该研究分别考察了微波辐射和传统加热条件下，单体转化率以及在甲苯和 DMF 溶液中三种不同的有机过氧化物引发剂的转化率（图 1.3）。研究发现，微波辐射条件下，使用过氧化苯甲酸叔丁酯可以提高单体在 DMF 溶液中的转化率，而其他的共聚反应不受热源的影响。这种行为归因于引发剂的分解速率。Stange 和 Greine 认为，这是受到了 DMF 热性能的影响，因为在微波条件下，DMF 的升温速率大于甲苯的升温速率，在 DMF 溶液中，共聚早期会形成更多的自由基。

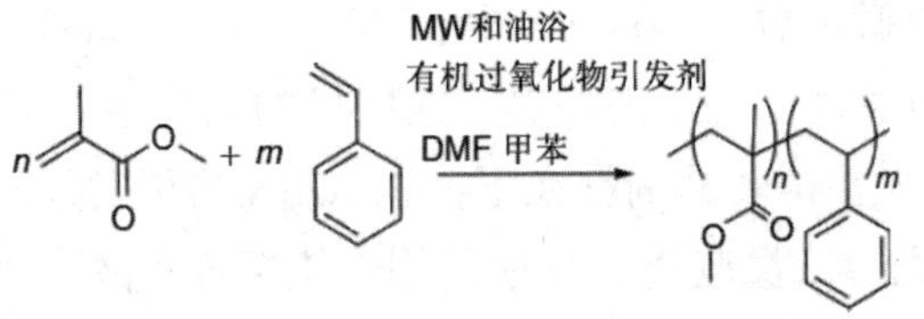

图 1.3　苯乙烯与甲基丙烯酸甲酯的自由基共聚 [60]

在苯乙烯和甲基丙烯酸甲酯、甲基丙烯酸丁酯和苯乙烯以及异戊二烯的共聚反应中，Fellows[61] 发现了一个反应速率加速因子——1.7。分解后的 AIBN（偶氮二异丁腈）快速取向，增大了自由基浓度，从而使聚合反应速率增加。Agarwal[62] 以 AIBN 作为引发剂，反应温度为 70 ℃，在微波辐射（单模微波反应器）下，研究了 2,3,4,5,6– 五氟苯乙烯在苯甲醚溶液中与 N– 苯基马来酰亚胺的共聚。与传统加热相比，微波辐射提高了聚合速率，却降低了单体转化率。Lu 等人 [63] 研究了无引发剂条件下微波辅助（家用微波炉）2–（二甲胺基）甲基丙烯酸乙酯和烯丙基硫脲的自由基共聚反应，探究了辐射时间对单体转化率以及辐射功率对特性黏数的影响，产物被用于与 Cu^{2+} 一起制备聚合物 – 金属复合物。

1.3.2　逐步聚合

几种不同的化学反应可以在逐步聚合中用于制备聚合物，通常是两种官能团之间的反应。在微波辅助逐步聚合领域，关于酯化、酰胺化、酰亚胺化的反应近年来研究较多。

1. 聚酯和聚酰胺

Nagahata 及其同事 [64] 以 1,3- 二氯 -1,1,3,3- 四丁基二锡氧烷作催化剂，以 1,4- 丁二醇和琥珀酸作为反应单体，通过微波辅助聚合（单模微波反应器）制备了聚琥珀酸丁酯。实验分别考察了本体聚合和乳液聚合中反应时间、反应温度、催化剂浓度和单体比例对聚合物产率和相对分子质量的影响。得到最佳反应条件：催化剂的体积浓度为 2 mol％，反应温度为 220℃，二元酸 / 二醇比为 1：1.2，微波辐射时间为 20 min，并得出微波加热的反应速率是传统加热的 10 倍。Takeuchi 及其同事 [65] 通过微波辅助（单模微波反应器）L- 乳酸的直接缩聚也得到了类似的结果。实验比较了不同的催化剂，发现 $SnCl_2/p$-TsOH 二元体系的活性最高（图 1.4）。此外，在反应温度相同时，微波辐射所需的反应时间比传统加热所需的时间短。

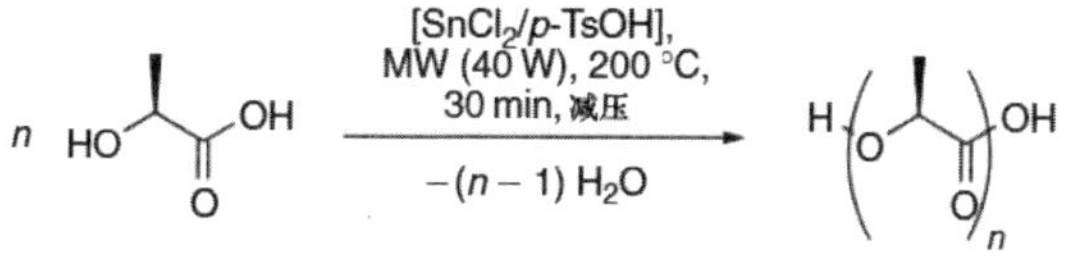

图 1.4　微波辅助 L- 乳酸的直接缩聚 [65]

Chatti 等人 [66] 用异山梨醇的衍生物——脂肪族二元醇制备了一系列新型聚（醚酯）。他们分别在 150 ℃和 180 ℃下微波辐射（单模微波反应器）5 min 后得到了反应产物。实验结果表明，与常规热源相比，微波辐射可以显著缩短反应时间，改善产品质量。Borriello 等 [67] 研究了微波辅助（变频多模微波反应器）不同链长的脂肪族氨基醇和癸二酸的反应，在 220 ℃下，微波辐射 1 h 后获得的产物的产率和相对分子质量均高于常规热源加热 3 h 后得到的产物。

Lu 及其同事 [68] 研究了苯并胍胺和均苯四酸在微波辐射条件下的缩聚反应。接着对得到的聚（酰胺酸）进一步改性并对其紫外 - 可见和非线性光学性能进行了研究。Loupy 等人 [69] 研究了微波辅助（单模微波反应器）异山梨醇基二胺和不同的二酰基氯化物合成聚酰胺的反应。在 200 ℃微波辐射 6 min 后得到的产物具有较高的玻璃化转变温度（115 ～ 300 ℃），熔点为 239 ～ 300 ℃，热稳定性良好。

2. 聚酰亚胺

Zhang 等人 [70] 在无溶剂、无催化剂的条件下，通过微波辐射（家用微波炉）天冬氨酸制备聚（琥珀酰亚胺）。他们将氨水加入马来酸酐 / 水的悬浮液中，然后微波照射几分钟，在碱性条件下将聚（琥珀酰亚胺）水解成聚（天冬氨酸）。实验考察了氨水与马来酸酐的比例、微波功率和照射时间对产率的影响。Groth 及其同事[71]通过配有自动取样设备的单模微波反应器，用 4,4'– 氧化二苯胺和苯 –1,2,4,5– 四羧酸 /4,4'–（六氟异亚丙基）二邻苯二甲酸的混合物制备了共聚酰亚胺。他们对反应条件进行优化后，在 190 ℃下微波辐射 45 min，单体比为 2：1：1，产物相对分子质量可达到 31 500，玻璃化转变温度为 347 ℃。作者认为，自动化微波辐射技术具有缩短反应时间的优点，这可以极大地促进聚酰亚胺材料的发展，使其生产周期由数月缩短至数周。

近年来，Faghihi 和 Mallakpour 研究组已经通过微波辐射技术制备了几种聚（酰胺 – 酰亚胺）。他们利用不同种类的氨基酸与苯 –1,2,4,5– 四羧酸二酐制备 N,N'–（苯并咪唑基）– 双（氨基酰氯），再将其转化为几种芳香族二胺[72-74]和乙内酰脲衍生物（图 1.5）[75-77]。由于所用氨基酸具有手性，可以得到旋光性聚（酰胺 – 酰亚胺）。实验表明，通过微波辐射，缩聚反应可在较短的时间内（<10 min）完成。Mallakpour 和 Rafiemanzelat 还提出了双（对氨基苯甲酸）–N– 偏苯三酰亚氨基 –1– 亮氨酸与亚甲基二异氰酸苯酯在聚乙二醇存在下的微波辅助反应，通过一步法[78]和两步法[79]合成了相应的聚（酰胺 – 酰亚胺 – 醚 – 氨基甲酸酯），考察了聚乙二醇相对分子质量、催化剂、微波辐射功率和辐射时间对聚合物性能的影响。结果表明，两种方法中的第一步都能形成硬片段的低聚酰胺 – 酰亚胺，第二步中多元醇的链增长使产物黏度、结晶度和热稳定性升高，分子链间的氢键作用也更强[80]。

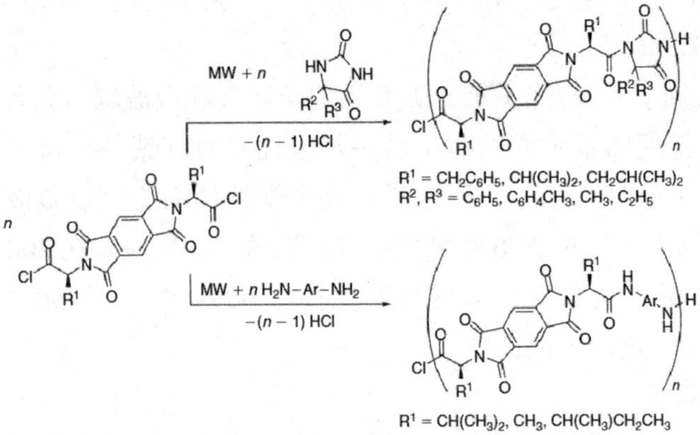

图 1.5　N,N–（均苯四甲酰基）– 双（氨基酰氯）与乙内酰脲衍生物和芳香二胺的微波辅助缩聚反应[72-74]

此外，Khoee 和 Zamani[85] 以 N，$N'-$（4，4'- 氧基双（1，4 - 亚苯基））- 双（偏苯三酸酐酰胺）和 $N-$（4，6- 二氨基 -1，3，5- 三嗪 -2- 烷基）蒽 -9- 甲酰胺为反应物，采用微波辅助（家用微波炉）聚合制备得到了带有蒽侧基的光活性聚（酰胺 - 酰亚胺）。微波辐射 10 min 后，产率可达 80%。而常规加热下，此反应无法发生。

1.4 聚合物相变储能微胶囊

聚合物相变储能微胶囊就是利用微胶囊技术，通过物理或化学的方法将具有特定相转变温度的相变材料进行封装，形成纳米、微米级的胶囊结构。对相变材料进行封装解决了其相分离、腐蚀或泄露等问题，提高了材料的稳定性。此外，由于壁材（外壳）较薄，且微胶囊粒径较小，材料的传热性能较本体相变芯材也会得到明显改善。

1.4.1 相变储能微胶囊的组成

相变储能微胶囊由壁材（外壳）和芯材（PCM）组成。芯材的成分可以是单一的固态物质，也可以是活性组分、稳定剂、稀释剂、赋形剂等的混合物 [82-83]。PCM 包括三种类型：有机物、无机物和共熔材料。对 PCM 而言，最首要的考察指标是其必须具备较高的储能潜热。一般来说，无机物的储热能力比有机物要高，但除此之外，在选择相变材料时，往往还要兼顾其他因素。

1. 芯材的种类

（1）有机 PCM。此类 PCM 通常为脂肪烃、非脂肪烃类。一方面，其主要优点是具有优异的化学稳定性和热稳定性，无腐蚀性，可以循环利用且没有过冷现象。另一方面，其缺点是有机材料具有易燃性，其导热率和相变熔也比其他种类的相变材料低。此类常见材料有石蜡和脂肪酸。

①石蜡。石蜡是石油裂解的副产物，它由碳原子和氢原子通过单键组成，其化学通式为 C_nH_{2n+2}，其中 n 是 C 原子的数目，当 n 在 1 到 4 之间时，物质相态为气态；当 n 在 5 到 17 之间时，物质相态为液态；当 n 取值超过 17 时，物质为固态。一般意义上的石蜡，其 C 原子数为 20～40。

②脂肪酸。用于相变材料的脂肪酸，其 C 原子数一般为 10～30，化学通式为 $CH_3(CH_2)_{2n}COOH$。脂肪酸链末端含有羧基，因而脂肪酸型的 PCM

是无毒的，其腐蚀性也很低，且化学稳定性和热稳定性优异。此外，脂肪酸很容易从自然界获取，而不必依赖化石能源。脂肪酸分为饱和、不饱和（具有一个或多个双键）两类。不饱和脂肪酸的熔点较低，其分子间作用力因存在顺、反异构而较饱和脂肪酸要弱。不同的脂肪酸可以相互混合用于制备具有不同熔点的有机相变 PCM，如 Suppes 等人 [84] 将天然脂肪酸混合得到了具有良好性能的 PCM。

（2）无机 PCM。无机 PCM 可分为水合盐类、盐类和金属类。无机 PCM 具有较高的储能潜热，但是它们一般具有腐蚀性和过冷现象，热稳定性较差，且通常会有相分离和相团聚产生，因而综合性能劣于有机 PCM。

①水合盐。水合盐即水分子以一定的比例在盐的晶体中结合成为其结构一部分的无机盐，如 $X_nY_m \cdot aH_2O$，这里 X 是阳离子，Y 是阴离子，a 是水分子的数目。水合盐在室温下是固态的，当温度达到其熔点时，盐将溶于其自身的结合水。

②盐。此类相变材料即以 X_nY_m 形式存在的无机盐，这里 X 是阳离子，Y 是阴离子。无机盐相变材料可用于宽广的温度范围，但其储能潜热低于水合盐。在实际应用中，集中太阳能发电厂可将无机盐相变材料用于能量贮存，以供后续使用。

③金属。无机 PCM 的最后一类包括低熔点金属和金属共熔物。当实际应用中的相转变温度很高时，金属类 PCM 就成为较好的选择。此外，金属类 PCM 的另一个优点是单位热熔很高。再者，此类 PCM 具有高导热性、低比热容和蒸气压。

（3）共熔物。共熔物是化合物或单质的组合，它具有均相结构，可以比其任一单一组分在更低的温度下固化。共熔物可以是无机物和无机物的组合，也可以是有机物和有机物的组合，还可以是有机物和无机物的组合 [85]。许多共熔物适合用作 PCM，在冷却操作中更是优选。

2. 壁材的种类

几十种不同的聚合物材料可以用作储能微胶囊的壁材，包括天然高分子与合成高分子。倘若作为壁材使用，这些聚合物材料必须满足一些特定要求。比如，它们必须与芯材结合紧密，无味、柔性、稳定；它们与芯材应具有较好的化学相容性，且不与芯材发生反应，能够溶解于水或某种有机溶剂。此外，它们作为"薄膜"还需具有其他方面的一些特性，如强度、不渗透性、光学性能等。薄膜的厚度可以根据材料的表面积和体系的其他物理特性加以调节。最后，作为壁材的聚合物材料还应该是非吸湿性的，且黏度不高、成本低。

1.4.2 相变储能微胶囊的制备方法

基于不同的微粒形成机制，目前有三种包覆 PCM 的方法，分别是化学方法、物理化学方法、物理和机械方法。结合本书研究内容，下面着重对化学方法进行阐述。

化学方法广泛应用于相变储能微胶囊的制备，具体包括悬浮聚合法、分散聚合法、乳液聚合法、原位聚合法和界面聚合法等。

1.悬浮聚合法

Sánchez-Silva 等 [86] 研究了通过悬浮聚合制备聚合物相变储能微胶囊，指出反应过程是由多步机理控制的，如粒子絮凝、二次成核以及单体扩散等。这种综合影响决定了微胶囊的粒径、结构和表面性能。Sánchez-Silva 等人 [87] 还开发了一种基于悬浮自由基聚合制备非极性 PCM 微胶囊的方法。他们考察了反应温度、搅拌速率和核壳比（石蜡 / 苯乙烯）对 MPCMs 热性能的影响。Borreguero 等人 [88] 研究了两步悬浮聚合法包覆石膏的反应，包含由去离子水和稳定剂（PVP）形成的连续相和含有苯乙烯单体、石蜡与 BPO 的不连续相。其结论为，通过加入制备的 PCM 改善了石膏的绝热性能。

2.分散聚合法

分散聚合是一种非常有吸引力的方法，因为它可以一步完成。该方法的典型例子是苯乙烯在碳氢化合物、醇、醇 / 醚和醇 / 水混合物中的分散聚合。此反应的关键是控制好如下反应参数：引发剂、单体、稳定剂的浓度、反应时间等，这些对最终粒子的性能有非常显著的影响。Wang 等人 [89] 通过紫外光引发 MMA（甲基丙烯酸甲酯）对硬脂酸的分散聚合包覆反应，获得了较高的效率。Kim 等人 [90] 的研究表明，在甲醇 / 水混合介质中，通过使用亲水性聚乙烯醇（PVA）进行分散聚合，成功合成了单分散聚甲基丙烯酸甲酯微球。

3.乳液聚合法

此法是通过加入乳化剂，将聚合物混入油相体系。乳化过程得到了油包水型的乳液，进而生成一个交联体系（化学方式、热方式或以酶的方式）。反应最后去除乳液（油相），得到单独的微胶囊。Sari 等人 [91] 使用这种技术制备和表征了以 PMMA 为壁材，以十七烷为芯材的相变储能微胶囊。

4. 原位聚合法

原位聚合是把反应性单体加入分散相（芯材物质）中，单体可溶解于分散相中，但聚合反应生成的聚合物随着相对分子质量的增大，与体系的相容性逐渐变差。反应开始后，预聚体产生，当其尺寸随着反应的进行逐步增大后，最终发生分相而沉积在芯材表面。Boh 等人 [92] 使用了一种改进的原位聚合方法，他们用三聚氰胺－甲醛预聚物作为壁材，用苯乙烯－马来酸酐共聚物作为乳化剂。Yang 等人 [93] 研究了用聚苯乙烯（PS）、PMMA、聚乙基甲基丙烯酸（PEMA）和聚醋酸乙烯酯（PVAc）包覆十四烷的最佳壁材，得出了 PMMA 和 PEMA 是最好的候选壁材的结论。Fang 等人 [94] 使用脲醛树脂包覆十四烷，得到的微胶囊具有良好的热稳定性，适用于热能储存和传热应用。Chen 等人 [95] 采用原位聚合法合成并表征了石蜡／二氧化硅微胶囊，其性能较好，其中混入的二氧化硅可以阻碍石蜡与外界环境的反应。此外，Song 等人的研究表明，以十六烷为芯材，分别以脲醛树脂和三聚氰胺改性脲醛树脂为壁材，制备得到了聚合物相变储能微胶囊。结论表明，三聚氰胺的加入可以减小微胶囊的粒径，同时降低包覆效率。在制备反应中，体系浓度、搅拌速率和壁材／芯材质量比是关键的影响因素。

5. 界面聚合法

使用界面聚合法制备的微胶囊外壳是在单体聚合的小液滴或小颗粒的表面形成的，是将有机相（包含多官能团单体和／或低聚物）分散在水相（包含乳化剂和稳定剂）之中。该方法中，交联作用会影响微胶囊外部表面的形态 [96]。可作为壁材的物质一般为多官能度单体。多官能度单体被溶解于液态的芯材中，然后被分散到水相中。一般来说，选用的壁材包括二胺、异氰酸酯和二酰氯等多官能度单体的反应物。它们之间的反应非常迅速，从而在界面处形成微胶囊。界面聚合法的主要优点是反应速率快，反应过程温和，而且产物具有较低的渗透性。Chen 等人 [97] 成功地用界面聚合法制备了以硬脂酸丁酯为 PCM，以聚脲为壁材的相变储能微胶囊。Li 等人 [98] 利用该法制备了纳米级别的以二氧化硅／石蜡为芯材的微胶囊，结论表明，该方法可制备不同壁材的有机、无机 PCM 微胶囊。

1.4.3 相变储能微胶囊的应用

在日本东京成田机场，相变储能微胶囊已经被应用于需要冷却的环境中[99]。在这里，微胶囊用来补偿环境原因导致取代制冷剂后损失的能量。相变储能微胶囊所使用的淤浆是水和 2 μm 粒径微胶囊的混合物，其熔融温度和储能潜热分别是 8 ℃和 75.9 J/g。贮罐的高度为 24.7 m，直径为 7.4 m。能量可以在夜间储存，在白天释放。

相变储能微胶囊的另一个有趣的应用是在建筑物中，包括主动系统和被动系统。关于主动系统，Griffiths 等人[100]研究了在天花板上使用相变储能微胶囊的情况。这种微胶囊（浓度为 40%）是由巴斯夫公司生产的，其熔融温度为 18 ℃（实验工作温度为 16 ～ 18 ℃），粒径为 2 ～ 8 μm。关于被动系统，MPCMs 可与不同的建筑材料共同使用，如石膏、混凝土和绝缘材料。2005 年，Schossig 等人[101]提出将 PCM 添加到石膏上并在真实的办公环境下对产品进行了测试。他们在两个全新的实验室室内墙壁上分别涂上了 PCM 石膏和标准石膏，结果显示，PCM 产品能够降低制冷需求，并增加这种轻量建筑的舒适度。之后，将 MPCMs 用于石膏板上的研究逐渐增多。

PCM 在建筑结构中的性能通常通过动力学建筑性能模拟进行研究。为了避免每次组分变化时都需要对热性能进行测量，Toppi 等人[102]基于实验数据，建立了复合材料性能与组成的关系函数，可对不同组分下的材料性能进行计算模拟。他们在实验中采用了巴斯夫生产的 MPCMs 复合石膏材料。

Cabeza 和 Castellon 等人[103]开发了一种包含 MPCMs 的新型混凝土，该产品在冷却过程中获得了很高的节能效果，且没有失去任何原有的混凝土特性。实验中同样采用了两种混凝土，一种是常规混凝土，另一种是经过 MPCMs 改良后的混凝土。其中，使用的 MPCMs 是巴斯夫公司的商业化产品，名为 Micronal®，其熔点是 26 ℃，相变焓是 110 J/g。这种混凝土的抗压强度超过了 25 MPa，抗拉强度超过了 6 MPa（28 d）。此外，混凝土板材的生产方式与一般的混凝土生产方式类似。研究结果表明，混凝土的热惯性和内部温度均得到了提升，从而使建筑物更节能。他们在研究中也发现了一个问题，即夏季室外的高温和太阳辐射对 PCM 存在比较严重的负面影响，因为高温使 PCM 在夜间也难以固化或不能完全固化，因而降低了 PCM 的储能潜热。Arce 等人[104]试图解决这一难题，以增强热舒适性。为了达到这一目的，他们在材料上放置遮阳篷，增强了太阳辐射的保护能力。结果表明，室外高温峰值温度降低了约 6%。此外，PCM 的工作时间至少增加了 4%，而舒适时间增加了至少 10%。

Borreguero 等人[105]开发了一种新型的硬质聚氨酯泡沫塑料用来包覆 Rubitherm®RT27。他们在聚氨酯泡沫中加入了 21% 的 MPCMs，以提高这些材料的储热能力，但这对材料的机械性能产生了不利影响。随后，他们又考察了两种催化剂 Tegoamin 33 和 Tegoamin BDE，使用前者时在聚氨酯泡沫中加入了 18% 的 MPCMs，结果保持了纯聚氨酯泡沫的机械性能；使用后者时加入了 21% 的 MPCMs，结果材料的机械性能优于纯聚氨酯泡沫[106]。最后，他们在聚氨酯泡沫中加入了质量分数为 18% 的两种不同类型的调热微胶囊，微胶囊的壁材分别为 PS 和 PMMA[名称为 mSP-（PS-RT27）和 Micronal® DS 5001 ×][107]。微胶囊的类型及含量影响了最终的泡沫高度，其会随着微胶囊含量的增加而降低。然而，泡沫上升的曲线形状并不会受微胶囊类型和含量的影响，且可以通过反应曲线模型进行预测。实验结果表明，无论是 mSP-（PS-RT27）还是 Micronal® DS 5001 ×，均可改善聚氨酯泡沫的储热能力（接近文献中的报道值 16 J/g）。需要指出的是，在上述实验中 PS 微胶囊的粒径偏大，而 PMMA 微胶囊出现了团聚，这是由于引入了 SiO_2 添加剂，其也会对材料的力学性能造成一定影响。

实际上，MPCMs 首先是被应用于纺织工业中用以提高服装的舒适性[108]。近年来，MPCMs 又应用在鞋类物品中[109]。例如，鞋子的面料中通常使用非织造纤维和皮革，将其中混入含有 PCM 的微胶囊，有些也会添加碳纳米纤维（CNFs），以改善鞋子的热舒适性。当然，大量加入微胶囊会影响纤维（层）的质量、厚度、热性能等，因而需要综合考量。加入 MPCMs 的鞋类物品，其储能潜热可达到 13.74 J/g，而鞋厚只增加了 0.6 mm。此外，MPCMs 在纤维中的性能稳定，其吸、放热性能的可逆性良好。另外，如果同时在纤维中加入 CNFs，其会补偿 PCMs 带来的绝热影响。总体上看，这样的鞋子会比普通鞋子能够更长时间地保持令人体舒适的温度。

综上，MPCMs 在诸多领域的应用前景广阔，然而目前尚存在如下问题亟待解决：①传统的 MPCMs 的制备方法大多制备耗时，或者操作步骤烦琐；②为尽量减少对本体材料性能的影响，MPCMs 用量不宜太大，这导致产品贮热容量较小，调温时间较短；③相变材料的选择除考虑相变温度和储能潜热两个主要因素以外，还有多方面的性能要求，在实际应用中要满足所有条件难度很大，需要做大量配伍实验。

解决所有上述问题并非朝夕之功，需科研人员做长时间、大量的工作。本书针对上述问题中的一部分，着重探讨如何操作简便、清洁高效、条件温和地制备出具有较高潜热，并可初步应用于储能调温纤维的 MPCMs，且从热力学、动力学上予以科学解释，以为相关研究奠定一定的理论和实验基础。

1.5　研究意义、内容及创新之处

利用传统方法制备聚合物相变储能微胶囊的相关文献有很多，其优势与不足上面已有讨论，此处不再赘述。而方法简便易行、反应条件温和、制备省时高效的科技手段正在被广大的科研工作者所关注。

超声声化学和微波化学技术无疑为我们实现上述目标提供了可能性。超声声化学，与传统制备方法相比，具有如下几个特点：反应速率快；无须使用引发剂，聚合反应由超声空化效应引发，可以得到高纯度的产物；在声化学作用场中，会伴随有强烈的乳化和分散作用，这对微胶囊的生成具有一定的稳定效果。换句话说，声空化效应可以部分甚至全部替代乳化剂，因而避免了产品在后期纯化、使用过程中可能出现的诸多问题。此外，在超声辐照下，聚合反应可以在常温甚至低温下进行（低温更有利于生成声致自由基）。相比于较高温度，低温下链转移等副反应的发生程度大幅下降，因而产物相对分子质量增加且分布变窄，结构规整性变好。综上，超声空化独特的物理化学效应为我们提供了一种新的非常规手段。对于微波化学，其优势在于微波技术可以降低能源消耗、减少污染、改良产物特性，被誉为"绿色化学"，有着巨大的应用前景。在微波辐照下，化学反应的速率通常比常规加热方式提升几倍至上千倍。此外，微波反应操作方便，反应产率高，产物易纯化，这些优势促使微波化学在科学研究、工业生产、日常生活等领域得到了迅速发展。

本书拟在前人工作的基础上进一步拓宽超声声化学技术与微波化学技术在新材料制备领域中的应用，利用超声辐照原位聚合、微波辅助原位聚合法制备聚合物相变储能微胶囊，并将其应用于聚合物储能调温纤维。

主要研究内容如下：

（1）声化学原位聚合制备聚甲基丙烯酸甲酯／硬脂酸（PMMA/SA）相变储能纳米胶囊。对聚合反应过程的热力学和动力学进行研究，阐释聚甲基丙烯酸甲酯／硬脂酸相变储能纳米胶囊（PMS-PCESNs）的形成机理。通过平行实验考察声化学参数（超声时间、超声波强度）、反应温度、氮气流量和乳化剂用量对 MMA 单体转化率的影响；通过两轮正交实验确定声化学原位聚合反应对相变材料具有最大包覆率（PMS-PCESNs 具有最大相变储能潜热）的反应条件。通过 FTIR、DLS、SEM、TEM、AFM、DSC、GPC、XPS 等测试手段表征 PMS-PCESNs 的各项物理化学性能。此外，还采用常规聚合方法制备 PMS-PCESNs，并与声化学原位聚合法进行比较。

（2）微波辅助原位聚合制备脲醛树脂／月桂醇相变储能微胶囊（UF/LA-PCESMs）。以月桂醇作为相变芯材，以脲醛树脂作为壁材，采用两步法制备脲醛树脂／月桂醇相变储能微胶囊，系统考察微波作用参数（微波功率、微波时间）、均化速率、搅拌速率、乳化剂种类、乳化剂用量等因素对微波辅助原位聚合制备的 UF/LA-PCESMs 的相变储能潜热的影响。通过 FTIR、DLS、SEM、TEM、AFM、DSC、XPS 等测试手段表征 UF/LA-PCESMs 的各项物理化学性能。

（3）采用熔融纺丝法制备储能调温纤维。以聚乙烯作为基材，以脲醛树脂／月桂醇相变储能微胶囊作为分散相，通过混合、造粒、纺丝制备 PE 相变储能调温纤维。分别利用熔融指数仪、万能材料试验机、DSC、TG 测试表征 PE 储能调温纤维的加工性能、力学性能、热存储能力（相变储能潜热）、热稳定性，利用 SEM 观察 PE 初生纤维形貌，并通过截面扫描考察相变储能微胶囊在纤维内部的分布状况。

主要创新点如下：

（1）将超声声化学技术应用于聚合物相变储能微胶囊的制备，发展并深化了超声波这一新兴技术的应用领域，提出了聚合物相变储能微胶囊的制备新方法，系统考察了声化学原位聚合反应的热力学和动力学过程，为将超声声化学应用于此类材料的制备提供了理论和实验依据。

（2）将微波化学技术应用于脲醛树脂／月桂醇相变储能微胶囊的制备，发展并深化了微波化学这一新兴技术的应用领域，提出了聚合物相变储能微胶囊的制备新方法。系统考察了微波辅助原位聚合制备脲醛树脂／月桂醇相变储能微胶囊的影响因素，为进一步拓展微波化学的应用空间奠定了一定的基础。

（3）超声声化学与微波化学技术，在制备新材料领域中均能显示出便捷、高效、节能的特点，属于"绿色化学"范畴，本书将两种技术手段引入制备聚合物相变储能微胶囊，为科研工作者研究新材料的制备思路提供了一定的参考。

参考文献

[1] HUANG X，ALVA G，JIA Y，et al. Morphological characterization and applications of phase change materials in thermal energy storage：a review[J]. Renew. Sustain. Energy. Rev.，2017，72：128–145.

[2] DA CUNHA J P，EAMES P. Thermal energy storage for low and medium temperature applications using phase change materials：a review[J]. Appl. Energy，2016，177：227–238.

[3] 申天伟，陆少锋，辛成，等 . 微胶囊相变材料的研究进展 [J]. 纺织导报，2017（1）：69–73.

[4] 冯若，赵逸云 . 声化学——一个引人注目的新的化学分支 [J]. 自然杂志，2004，26（3）：160–163.

[5] GEDYE R，SMITH F，WESTAWAY K，et al. The use of microwave ovens for rapid organic synthesis[J]. Tetrahedron. Lett.，1986，27：279–282.

[6] DAS G，SKORJANC T，PRAKASAM，T，et al. Microwave–assisted synthesis of a viologen–based covalent organic polymer with redox–tunable polarity for dye adsorption[J]. RSC Adv.，2017，7：3594–3598.

[7] HOOGENBOOM R，SCHUBERT U S，WIESBROCK F. Microwave–assisted Polymer Synthesis[M]. Switzerland：Springer International Publishing，2016.

[8] 鲁琴，刘瑞清，徐祖顺 . 微波辐射无皂乳液聚合制备荧光乳液纳米粒子及其性能研究 [J]. 高分子学报，2016（1）：85–90.

[9] REYNOLD L. On the pressure developed in a liquid during the collapse of a spherical cavity[J]. Philos. Mag.，1917，34：94–98.

[10] SUSLICK K S，HARNMERTON D A，CLINE R E. The sonochemical hot spot[J]. J. Am. Chem. Soc.，1986，108：5641–5642.

[11] 冯若，李化茂 . 声化学及其应用 [M]. 合肥：安徽科学技术出版社，1992.

[12] ABISMAÏL B，CANSELIER J P，WILHELM A M，et al. Emulsification by ultrasound：drop size distribution and stability[J]. Ultrason. Sonochem.，1999，6：75–83.

[13] THOMPSON L，DORAISWAMY L. Sonochemistry：science and engineering[J]. Ind. Eng. Chem. Res.，1999，38:1215–1249.

[14] MUSCHIOLIK G. Multiple emulsions for food use[J]. Curr. Opin. Colloid Interface Sci., 2007, 12: 213-220.

[15] LOBATO-CALLEROS C, SOSA-PÉREZ A, RODRÍGUEZ-TAFOYA J, et al. Structural and textural characteristics of reduced-fat cheese-like products made from $W_1/O/W_2$ emulsions and skim milk[J]. LWT-Food Sci. Technol., 2008, 41: 1847-1856.

[16] LOBATO-CALLEROS C., REYES-HERNÁNDEZ J, BERISTAIN C, et al. Microstructure and texture of white fresh cheese made with canola oil and whey protein concentrate in partial or total replacement of milk fat[J]. Food Res. Int., 2007, 40: 529-537.

[17] LOBATO-CALLEROS C, RODRIGUEZ E, SANDOVAL-CASTILLA O, et al. Reduced-fat white fresh cheese-like products obtained from $W_1/O/W_2$ multiple emulsions: viscoelastic and high-resolution image analyses[J]. Food Res. Int., 2006, 39: 678-685.

[18] LAMBA H, SATHISH K, SABIKHI L. Double emulsions: emerging delivery system for plant bioactives[J]. Food Bioprocess Technol., 2015, 8: 709-728.

[19] TANG S Y, SIVAKUMAR M, NASHIRU B. Impact of osmotic pressure and gelling in the generation of highly stable single core water-in-oil-in-water （W/O/W） nano multiple emulsions of aspirin assisted by two-stage ultrasonic cavitational emulsification[J]. Colloid Surface B, 2013, 102: 653-658.

[20] TANG S Y, SIVAKUMAR M. Design and evaluation of aspirin-loaded water-in-oil-in-water submicron multiple emulsions generated using two-stage ultrasonic cavitational emulsification technique[J]. Asia-Pac. J. Chem. Eng., 2012, 7: S145-S156.

[21] MAHDI J S, HE Y, BHANDARI B. Nano-emulsion production by sonication and microfluidization-a comparison[J]. Int. J. Food Prop., 2006, 9: 475-485.

[22] MAA Y F, HSU C C. Performance of sonication and microfluidization for liquid-liquid emulsification[J]. Pharm. Dev. Technol., 1999, 4: 233-240.

[23] KOST J, LANGER R. Responsive polymeric delivery systems[J]. Adv. Drug Deliv. Rev., 1991, 6: 19-50.

[24] TEO B M, PRESCOTT S W, ASHOKKUMAR M., et al. Ultrasound initiated miniemulsion polymerization of methacrylate monomers[J]. Ultrason. Sonochem., 2008, 15: 89-94.

[25] SONAWANE S H, TEO B M, BROTCHIE A, et al. Sonochemical synthesis of ZnO encapsulated functional nanolatex and its anticorrosive performance[J]. Ind. Eng. Chem. Res., 2010, 49: 2200-2205.

[26] TEO B M, CHEN F, HATTON T A, et al. Novel one-pot synthesis of magnetite latex nanoparticles by ultrasound irradiation[J]. Langmuir, 2009, 25: 2593-2595.

[27] TEO B M, PRESCOTT S W, PRICE G J, et al. Synthesis of temperature responsive poly (N-isopropylacrylamide) using ultrasound irradiation[J]. J. Phys. Chem. B, 2010, 114: 3178-3184.

[28] SUSLICK K S, PRICE G J. Applications of ultrasound to materials chemistry[J]. Annu. Rev. Mater. Sci., 1999, 29: 295-326.

[29] FERRARA K, POLLARD R, BORDEN M. Ultrasound microbubble contrast agents: fundamentals and application to gene and drug delivery[J]. Annu. Rev. Biomed. Eng., 2007, 9: 415-447.

[30] CAVALIERI F, ASHOKKUMAR M, GRIESER F, et al. Ultrasonic synthesis of stable, functional lysozyme microbubbles[J]. Langmuir, 2008, 24: 10078-10083.

[31] AVIVI, NITZAN Y, DROR R, et al. An easy sonochemical route for the encapsulation of tetracycline in bovine serum albumin microspheres[J]. J. Am. Chem. Soc., 2003, 125: 15712-15713.

[32] ZHOU M, LEONG T S H, MELINO S, et al. Sonochemical synthesis of liquid-encapsulated lysozyme microspheres[J]. Ultrason. Sonochem., 2010, 17: 333-337.

[33] ZHOU M F, CAVALIERI F, CARUSO F, et al. Confinement of acoustic cavitation for the synthesis of protein-shelled nanobubbles for diagnostics and nucleic acid delivery[J]. ACS Macro Lett., 2012, 1 (7): 853-856.

[34] ZHOU M, BABGI B, GUPTA S, et al. Ultrasonic fabrication of TiO$_2$/chitosan hybrid nanoporous microspheres with antimicrobial properties[J]. RSC Adv., 2015, 5 (26): 20265-20269.

[35] SCHANCHE J S. Microwave synthesis solutions from personal chemistry[J]. Mol. Divers., 2003, 7: 291–298.

[36] CHEMAT F, ESVELD E. Microwave super-heated boiling of organic liquids: origin, effect and application[J]. Chem. Eng. Technol., 2001, 24: 735.

[37] LEADBEATER N E, TORENIUS H M. A study of the ionic liquid mediated microwave heating of organic solvents[J]. J. Org. Chem., 2002, 67: 3145–3148.

[38] GOURDENNE A, MAASSARANI A, MONCHAUX P, et al. Cross-linking of thermosetting resins by microwave-heating-quantitative approach[J]. Polym. Prepr., 1979, 20: 471.

[39] TEFFAL M, GOURDENNE A. Activation of radical polymerization by microwaves-I. Polymerization of 2-hydroxyethyl methacrylate[J]. Eur. Polym. J., 1983, 19（6）: 543–549.

[40] GEDYE R, SMITH F, WESTAWAY K, et al. The use of microwave ovens for rapid organic synthesis[J]. Tetrahedron. Lett., 1986, 27: 279–282.

[41] GIGUERE R J, BRAY T L, DUNCAN S M, et al. Application of commercial microwave ovens to organic synthesis[J]. Tetrahedron Lett., 1986, 27: 4945–4948.

[42] CHIA L H. L, JACOB J, BOEY F Y C. The microwave radiation effect on the polymerization of styrene[J]. J. Polym. Sci., Part A: Polym. Chem. 1996, 34: 2087–2094.

[43] JACOB J, CHIA L H L, BOEY F Y C. Comparative study of methyl methacrylate cure by microwave radiation versus thermal energy[J]. Polym. Test., 1995, 14: 343–354.

[44] JACOB J, CHIA L H L, BOEY F Y C. Microwave polymerization of poly（methyl acrylate）: conversion studies at variable power[J]. J. Appl. Polym. Sci. 1997, 63: 787–797.

[45] PORTO A F, SADICOFF B L, AMORIM M C V., et al. Microwave-assisted free radical bulk-polyaddition reactions in a domestic microwave oven[J]. Polym. Test. 2002, 21（2）: 145–148.

[46] JOVANOVIC J, ADNADJEVIC B. Comparison of the kinetics of conventional and microwave methyl methacrylate polymerization[J]. J. Appl. Polym. Sci., 2007, 104: 1775-1782.

[47] GORETZKI C, KRLEJ A, STEFFENS C, et al. Green polymer chemistry: microwave-assisted single-step synthesis of various (meth) acrylamides and poly (meth) acrylamides directly from (meth) acrylic acid and amines[J]. Macromol. Rapid Commun., 2004, 25 (3): 513.

[48] IANNELLI M, RITTER H. Microwave-assisted direct synthesis and polymerization of chiral acrylamide[J]. Macromol. Chem. Phys., 2005, 206: 349-353.

[49] IANNELLI M, ALUPEI V, RITTER H. Selective microwave-accelerated synthesis and polymerization of chiral methacrylamide directly from methacrylic acid and (R) -1-phenyl-ethylamine[J]. Tetrahedron, 2005, 61: 1509-1515.

[50] SCHMITZ S, RITTER H. Access to Poly{N-[3- (dimethylamino) propyl] (meth) acrylamide} via Microwave-Assisted Synthesis and Control of LCST-Behavior in Water[J]. Macromol. Rapid Commun., 2007, 28: 2080-2083.

[51] SINGH V, TIWARI A, KUMARI P, et al. Microwave accelerated synthesis and characterization of poly (acrylamide) [J]. J. Appl. Polym. Sci., 2007, 104: 3702-3707.

[52] FISCHER F, TABIB R, FREITAG R. Chain transfer polymerisation of poly-N-alkylacrylamides in superheated methanol and by microwave induction[J]. Eur. Polym. J., 2005, 41: 403-408.

[53] CORTIZO M S. Polymerization of diisopropyl fumarate under microwave irradiation[J]. J. Appl. Polym. Sci., 2007, 103: 3785-3791.

[54] CORTIZO M S, LAURELLA S, ALESSANDRINI J L. Microwave-assisted radical polymerization of dialkyl fumarates[J]. Radiat. Phys. Chem., 2007, 76: 1140-1146.

[55] LU J, JI S, WU J, et al. Study of microwave irradiation polymerization mechanism in the presence of carriers[J]. J. Appl. Polym. Sci., 2004, 91: 1519-1524.

[56] BEZDUSHNA E, RITTER H. Microwave accelerated synthesis of N-phenylmaleimide in a single step and polymerization in bulk[J]. Macromol. Rapid Commun., 2005, 26: 1087-1092.

[57] ECKSTEIN P, RITTER H. Microwave-assisted synthesis, transesterification and polymerization of *N*- (2-acetoxy-ethyl-) maleimide[J]. Des. Monom. Polym., 2005, 8: 601-607.

[58] IANNELLI M, BEZDUSHNA E, RITTER H. Microwave-assisted bulk synthesis and polymerization of *N*-benzenesulfonamide maleimide[J]. J. Macromol. Sci. Part A: Pure Appl. Chem., 2007, 44: 7-10.

[59] STANGE H, ISHAQUE M, NIESSNER N., et al. Microwave-assisted free radical polymerizations and copolymerizations of styrene and methyl methacrylate[J]. Macromol. Rapid Commun., 2006, 27 (2): 156-161.

[60] STANGE H, GREINER A. Microwave-assisted free radical copolymerizations of styrene and methyl methacrylate[J]. Macromol. Rapid Commun., 2007, 28: 504-508.

[61] FELLOWS C M. Preliminary observations on the copolymerisation of acceptor monomer:donor monomer systems under microwave irradiation[J]. Cent. Eur. J. Chem., 2005, 3: 40-52.

[62] AGARWAL S, BECKER M, TEWES F. Synthesis, characterization and properties evaluation of copolymers of 2, 3, 4, 5, 6-pentafluorostyrene and *N*-phenylmaleimide[J]. Polym. Int., 2005, 54: 1620-1625.

[63] LU J M, WU J F, WANG L H, et al. The synthesis of copolymer-Cu coordinates and its catalysis to methyl methacrylate[J]. J. Appl. Polym. Sci., 2005, 97, 2072-2075.

[64] VELMATHI S, NAGAHATA R, SUGIYAMA J, et al. A rapid eco-friendly synthesis of poly (butylene succinate) by a direct polyesterification under microwave irradiation[J]. Macromol. Rapid Commun., 2005, 26: 1163-1167.

[65] NAGAHATA R, SANO D, SUZUKI H, et al. Microwave-assisted single-step synthesis of poly (lactic acid) by direct polycondensation of lactic acid[J]. Macromol. Rapid Commun., 2007, 28 (4): 437.

[66] Chatti S, Bortolussi M, Bogdal D, et al. Synthesis and properties of new poly (ether-ester) s containing aliphatic diol based on isosorbide. Effects of the microwave-assisted polycondensation[J]. Eur. Polym. J. 2006, 42: 410-424.

[67] BORRIELLO A, NICOLAIS L, FANG X. Synthesis of poly （amide-ester）s by microwave methods[J]. J. Appl. Polym. Sci., 2007, 103: 1952-1958.

[68] LI N, LU J, YAO S. Synthesis and optical properties of a new series of side-chain poly （amic acid）s with p-π conjugation[J]. Macromol. Chem. Phys., 2005, 206: 559-565.

[69] CAOUTHAR A A, LOUPY A, BORTOLUSSI M., et al. Synthesis and characterization of new polyamides based on diphenylaminoisosorbide[J]. J. Polym. Sci., Part A: Polym. Chem., 2005, 43（24）: 2480-2491.

[70] HUANG J, ZHANG Y, CHENG Z, et al. Microwave-assisted synthesis of polyaspartic acid and its effect on calcium carbonate precipitate[J]. J. Appl. Polym. Sci., 2007, 103: 358-364.

[71] DAO B N, GROTH A M, HODGKIN J H. Microwave-assisted aqueous polyimidization using high-throughput techniques[J]. Macromol. Rapid Commun., 2007, 28: 604-607.

[72] MALLAKPOUR S, SHAHMOHAMMADI M H. Synthesis of new optically active poly （amide-imide）s derived from $N, N'-$（pyromellitoyl）-bis-valine diacid chloride and aromatic aiamines under microwave irradiation and classical heating[J]. Iran. Polym. J., 2005, 14: 473-483.

[73] FAGHIHI K, FOROUGHIFAR N, MALLAKPOUR S. Facile synthesis of novel optically active poly （amide-imide）s derived from $N, N'-$（pyromellitoyl）-bis-L-alanine diacid chloride, tetrahydropyfimidinone and tetrahydro-2-thioxopyrimidine by microwave-assisted polycondensation[J]. Iran. Polym. J., 2004, 13（2）: 93-99.

[74] Mallakpour S, Shahmohammadi M H. Microwave-promoted rapid synthesis of new optically active poly （amide imide）s derived from $N, N'-$（pyromellitoyl）-bis-L-isoleucine diacid chloride and aromatic diamines[J]. J. Appl. Polym. Sci., 2004, 92: 951-959.

[75] FAGHIHI K, ZAMANI K, MIRSAMIE A, et al. Facile synthesis of novel optically active poly（amide-imide）s containing $N, N'-$（pyromellitoyl）-bis-L-phenylalanine diacid chloride and 5, 5-disubstituted hydantoin derivatives under microwave irradiation[J]. J. Appl. Polym.Sci., 2004, 91: 516-524.

[76] Faghihi K, Zamani K, Mirsamie A, et al. Synthesis and characterization of novel optically active poly（amide–imide）s containing N, N'– （pyromellitoyl）–bis–L– valine diacid chloride and 5, 5–disubstituted hydantoin derivatives under microwave irradiation[J]. Polym. Int., 2004, 53: 1226–1234.

[77] FAGHIHI K. Polymerization of N, N'– （pyromellitoyl）–bis–L–leucine diacid chloride with hydantoin derivatives by microwave irradiation[J]. Chin. J. Polym. Sci., 2004, 22: 343–348.

[78] MALLAKPOUR S, RAFIEMANZELAT F. Facile and rapid synthesis of novel optically active poly（amide–imide–urethanes）s derived from bis（p–amido benzoic acid）–N–trimellitylimido–1–leucine and polyoxyethylene–MDI under microwave irradiation[J]. Iran. Polym. J., 2005, 14: 909–919.

[79] MALLAKPOUR S, RAFIEMANZELAT F. New optically active poly（amide– imide–urethane）thermoplastic elastomers derived from poly（ethylene glycol diols）, 4, 4'–methylene–bis（4–phenylisocyanate）, and a diacid based on an amino acid by a two–step method under microwave irradiation[J]. J. Appl. Polym. Sci., 2005, 98: 1781–1792.

[80] MALLAKPOUR S, RAFIEMANZELAt F. Preparation and properties of new copoly（amide–imide–ether–urethane）s based on bis（p–amido benzoic acid）–N–trimellitylimido–1–leucine by two different polymerization methods[J]. Polym. Bull., 2007, 58: 339–350.

[81] Khoee S, Zamani S. Synthesis, characterization and fluorimetric studies of novel photoactive poly（amide–imide）from anthracene 9–carboxaldehyde and 4, 4'–diaminodiphenyl ether by microwave irradiation[J]. Eur. Polym. J., 2007, 43: 2096–2110.

[82] WANG H, WANG J P, WANG X, et al. Preparation and properties of microencapsulated phase change materials containing two–phase core materials[J]. Ind. Eng. Chem. Res., 2013, 52: 14706–14712.

[83] MA Y, SUN S, LI J, et al. Preparation and thermal reliabilities of microencapsulated phase change materials with binary cores and acrylate–based polymer shells[J]. Thermochim. Acta., 2014, 588: 38–46.

[84] SUPPES G J, GOFF M J, LOPES S. Latent heat characteristics of fatty acid derivatives pursuant phase change material applications[J]. Chem. Eng. Sci., 2003, 58: 1751–1763.

[85] SHARMA A, TYAGI V V, CHEN C R, et al. Review on thermal energy storage with phase change materials and applications[J]. Renew. Sustain. Energy. Rev., 2009, 13: 318–345.

[86] SÁNCHEZ-SILVA L, RODRÍGUEZ J F, ROMERO A, et al. Microencapsulation of PCMs with a styrene–methyl methacrylate copolymer shell by suspension–like polymerization[J]. Chem. Eng. J., 2010, 157（1）: 216–222.

[87] SÁNCHEZ L, SÁNCHEZ P, de LUCAS A, et al. Microencapsulation of PCMs with a polystyrene shell[J]. Colloid Polym. Sci., 2007, 285（12）: 1377–1385.

[88] BORREGUERO A. M, CARMONA M, SANCHEZ M. L, et al. Improvement of the thermal behaviour of gypsum blocks by the incorporation of microcapsules containing PCMS obtained by suspension polymerization with an optimal core/coating mass ratio[J]. Appl. Therm. Eng., 2010, 30: 1164–1169.

[89] WANG Y, XIA T D, FENG H X, et al. Stearic acid/polymethylmethacrylate composite as form–stable phase change materials for latent heat thermal energy storage[J]. Renew. Energy, 2011, 36: 1814–1820.

[90] KIM O H, LEE K, KIM K, et al. Effect of PVA in dispersion polymerization of MMA[J]. Polymer, 2006, 47: 1953–1959.

[91] SARI A, ALKAN C, KARAIPEKLI A. Preparation, characterization and thermal properties of PMMA/n–heptadecane microcapsules as novel solid–liquid microPCM for thermal energy storage[J]. Appl. Energy, 2010, 87（5）: 1529–1534.

[92] BOH B, KNEZ E, STARESINIC M. Microencapsulation of higher hydrocarbon phase change materials by in situ polymerization[J]. J. Microencapsul, 2005, 22: 715–735.

[93] YANG R, XU H, ZHANG Y. Preparation, physical property and thermal physical property of phase change microcapsule slurry and phase change emulsion[J]. Sol. Energy Mater. Sol. Cells, 2003, 80: 405–416.

[94] FANG G Y, LI H, YANG F. Preparation and characterization of nano-encapsulated n-tetradecane as phase change material for thermal energy storage[J]. Chem. Eng. J., 2009, 153（1-2）: 217-221.

[95] CHEN Z, CAO L, FANG G, et al. Synthesis and characterization of microencapsulated paraffin microcapsules as shape-stabilized thermal energy storage materials[J]. Nanoscale Microscale Thermophys. Eng., 2013, 17: 112-123.

[96] Pascu O, Garcia-Valls R, GIAMBERINI M. Interfacial polymerization of an epoxy resin and carboxylic acids for the synthesis of microcapsules[J]. Polym. Int., 2008, 578（8）: 995-1006.

[97] CHEN L, XU L L, SHANG H B, et al. Microencapsulation of butyl stearate as a phase change material by interfacial polycondensation in a polyurea system[J]. Energy Convers. Manag., 2009, 50（3）: 723-729.

[98] LI B, LIU T, HU L, et al. Fabrication and properties of microencapsulated paraffin@SiO$_2$ phase change composite for thermal energy storage[J]. ACS Sustain. Chem. Eng., 2013, 1: 374-380.

[99] ZHANG P, MA Z W. An overview of fundamental studies and applications of phase change material slurries to secondary loop refrigeration and air conditioning systems[J]. Renew. Sustain. Energy Rev., 2012, 16: 5021-5058.

[100] GRIFFITHS P W, EAMES P C. Performance of chilled ceiling panels using phase change material slurries as the heat transport medium[J]. Appl. Therm. Eng., 2007, 27: 1756-1760.

[101] SCHOSSIG P, HENNING H-M, GSCHWANDER S, et al. Micro-encapsulated phase-change materials integrated into construction materials[J]. Sol. Energy Mater. Sol. Cells, 2005, 89: 297-306.

[102] TOPPI T, MAZZARELLA L. Gypsum based composite materials with micro-encapsulated PCM: experimental correlations for thermal properties estimation on the basis of the composition[J]. Energy Build., 2013, 57: 227-236.

[103] CASTELLÓN C, CASTELL A, MEDRANO M, et al. Experimental study of PCM inclusion in different building envelopes[J]. J. Sol. Energy Eng., 2009, 131: 410061-410066.

[104] ARCE P, CASTELLÓN C, CASTELL A, et al. Use of microencapsulated PCM in buildings and the effect of adding awnings[J]. Energy Build., 2012, 44: 88–93.

[105] BORREGUERO A M, VALVERDE J L, PEIJS T, et al. Characterization of rigid polyurethane foams containing microencapsulated Rubitherm® RT27. Part I[J]. J. Mater. Sci., 2010, 45: 4462–4469.

[106] BORREGUERO A M, RODRÍGUEZ J F, VALVERDE J L, et al. Characterization of rigid polyurethane foams containing microencapsulated Rubitherm® RT27: catalyst effect. Part II[J]. J. Mater. Sci., 2010, 46: 347–356.

[107] BORREGUERO A M, RODRÍGUEZ J F, VALVERDE J L, et al. Characterization of rigid polyurethane foams containing microencapsulted phase change materials: microcapsules type effect[J]. J. Appl. Polym. Sci., 2013, 128: 582–590.

[108] SHIM H, MCCULLOUGH E A, JONES B W. Using phase change materials in clothing[J]. Text. Res. J., 2001, 71: 495–502.

[109] BORREGUERO A M, TALAVERA B, RODRIGUEZ J F, et al. Enhancing the thermal comfort of fabrics for the footwear industry[J]. Text. Res. J., 2013, 83: 1754–1763.

第2章　超声辐照原位包覆聚合制备聚甲基丙烯酸甲酯 / 硬脂酸相变储能纳米胶囊

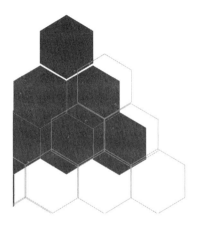

2.1　引言

相变材料（PCM）在发生热能传递时，物质由固态向固态、固态向液态、固态向气态和液态向气态转变，我们将这一转变过程称为物质状态或相态的转变。在 PCM 中，固态到气态和液态到气态的转变具有更高的潜热。然而，相转变过程中气体的出现限制了它们的应用。与发生固－固转变的 PCM 相比，发生固－液转变的 PCM 因其更高的储能潜热而具有更广阔的发展空间。PCM 可分为无机类和有机类。一般来说，水合盐是常见的无机类 PCM，而脂肪酸和石蜡是常见的有机类 PCM。PCM 可以是块状材料，也可以是片材，还可以是分散在基质中的颗粒（从一维、二维到三维尺度）。

然而，在大多数情况下，PCM 因为自身缺陷不能直接应用，如必须通过使用特殊装置，或者为了增加传热面积导致成本上升，或者会增加 PCM 与环境之间的热阻 [1]，等等。此外，在混合过程或发生固－液相转变的过程中，PCM 往往会扩散到表面而逐渐损失 [2]。

封装技术是防止熔融 PCM 发生泄漏的一个好办法，它可以降低其与环境发生反应的概率，提高传热速率，同时能够控制相变发生时的体积变化 [3]。所谓封装，就是用连续的壳材将 PCM 进行包覆，从而得到一个尺寸在纳米到毫米级别之间的胶囊，称为纳米胶囊或微胶囊。显然，这种胶囊有两个组成部分：PCM 相变芯材和聚合物壳材。这些胶囊可以很容易地分散在基质中或附着在基质表面。封装的 PCM 热交换速率很高，这主要归因于它们的比表面积很大。选用何种封装技术取决于所用材料的物理和化学性质。截至目前，已经有几种比较成熟的用于制备纳米胶囊或微胶囊的物理和化学方法 [4-23]，然而这些方法一般操作比较复杂，或者制备过程耗时。

我们知道，超声是一种振动频率为 $2 \times 10^4 \sim 2 \times 10^7\,Hz$ 的机械振动波 [24]。当超声波在液体介质中传播时，会发生空化效应，从而产生一个极端的局部环境，其具有极高的局部温度、压力和升降温速度 [25-26]。在超声场中，聚合反应可以在没有引发剂存在的条件下于室温下发生。同时，超声辐照引发的聚合反应速率高、用时短。

考虑到上述这些问题，本书试图找到一种简单、高效、对环境友好的制备技术，即采用超声声化学方法制备聚甲基丙烯酸甲酯/硬脂酸相变储能纳米胶囊（PMS-PCESNs）。

2.2 实验部分

2.2.1 实验原料

本实验主要原料的规格和来源如表2.1所示。

表2.1 实验原料

名 称	规 格	来 源
甲基丙烯酸甲酯（MMA）	分析纯	天津北联精细化工有限公司
硬脂酸（SA）	分析纯	天津北联精细化工有限公司
无水硫酸钠（Na_2SO_4）	分析纯	天津北联精细化工有限公司
十二烷基硫酸钠（SDS）	分析纯	天津北联精细化工有限公司
甲醇（CH_3OH）	分析纯	天津北联精细化工有限公司
去离子水	电阻率（25 ℃）>18 MΩ·cm	实验室自制
高纯氮气	99.99%	银川耀仪化玻仪器有限公司

其中，甲基丙烯酸甲酯（MMA）先后用10%的 NaOH 水溶液、去离子水洗涤，再以无水硫酸钠（Na_2SO_4）干燥后减压蒸馏，0～4℃保存。其他试剂和原料均直接使用，未做进一步纯化处理。

2.2.2 实验仪器和设备

实验中用到的主要仪器和设备如表2.2所示。

表2.2 实验仪器和设备

名 称	型 号	生产厂家
冷冻干燥机	LGJ-1	巩义市予华仪器有限责任公司
台式高速离心机	H2050R	湘仪离心机仪器有限公司
循环恒温水浴	DLSB-5L/20	郑州长城科工贸有限公司
超声波声强测量仪	YP0511F	杭州成功超声设备有限公司
马尔文粒度分析仪	Nano ZS-90	英国马尔文公司
红外光谱仪	Nicolet-560	美国尼高力公司
扫描电子显微镜	JSM-5900LV	日本电子
透射电子显微镜	JEM-100CX	日本电子
原子力显微镜	Nanoscope Multimode Explore	美国 Vecco 公司
差示扫描量热仪	Q20	美国 TA 公司
凝胶渗透色谱仪	Waters 1515	美国 Waters 公司
X 射线光电子能谱仪	Thermo Scientific Escalab 250Xi	美国 Themo Fisher 公司

2.2.3 实验装置

实验设备为一台频率为 20 kHz 的超声波发生器（Sonics & Materials Inc., USA，VCF-750），输出功率可调，声变幅杆由钛合金制成，采用可替换钛合金探头（d=13 mm）；另有一台宁波新芝生物科技股份有限公司生产的 JY98-Ⅲ N 型超声波发生器（频率为 20 kHz，变幅杆 φ=20 mm；输出功率 300 ～ 1 200 W，可调）。

反应装置（图 2.1）为实验室自行设计。反应过程中，采用低温循环水泵控制冷却水温度，接入气体流量计监测、控制氮气流速。在反应过程中，超声探头一直浸没在反应体系液面之下。

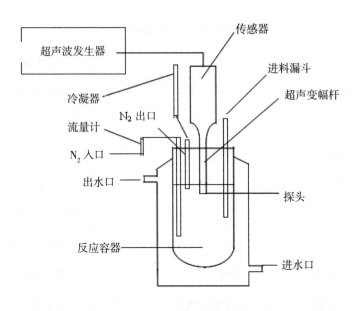

图 2.1　声化学反应装置示意图

2.2.4 超声辐照原位包覆聚合制备聚甲基丙烯酸甲酯／硬脂酸相变储能纳米胶囊（PMS–PCESNs）

超声辐照原位包覆聚合制备聚甲基丙烯酸甲酯／硬脂酸相变储能纳米胶囊配方如下：甲基丙烯酸甲酯 12.0 g，硬脂酸 4.0 g，两者经磁力搅拌混合成均匀油相；将十二烷基硫酸钠溶于去离子水中制成 60 mL 水相溶液（SDS 含量为 1.0 wt%）。将上述油、水相混入反应器中，通氮气除氧 10 min，开启超声波发生器，原位聚合反应开始。整个聚合反应过程中，循环水浴温度控制在 25 ℃，通入氮气的流速保持在 50 mL/min，超声波输出功率为 750 W。变幅杆探头处产生的超声波强度（声强）通过声强计（YP0511F，杭州成功超声波设备有限公司，中国）测量，数值为 12.8 W/cm²。反应一定时间后，停止超声辐照，制备得到聚甲基丙烯酸甲酯／硬脂酸相变储能纳米胶囊乳液。

将部分乳液置于冰箱中冻实，以甲醇破乳、过滤、洗涤、冷冻干燥，用于表征 FTIR 和 DSC；另取部分乳液直接用于 DLS、SEM、TEM 和 AFM 表征。

2.2.5　测试与表征

1. 单体转化率的测定

单体转化率通过重量法进行测定。具体操作如下：固定间隔时间内从反应体系中吸取部分乳液，准确称重，于 50 ℃干燥箱中烘至恒重。转化率计算公式如下：

$$转化率(\%) = \frac{w(V/v) - m_{SDS}}{m_M} \times 100\% \qquad (2-1)$$

式中：m_{SDS} 为表面活性剂十二烷基硫酸钠（SDS）的用量（g）；m_M 为单体甲基丙烯酸甲酯（MMA）的用量（g）；V 为乳液的总体积（mL）；v 为取出乳液的体积（mL）；w 为烘干后残余物的质量（g）。

2. 动态光散射（DLS）分析

利用 DLS 对聚甲基丙烯酸甲酯/硬脂酸相变储能纳米胶囊进行粒径、粒径分布分析。光子相关光谱仪（PCS，美国 Brookhaven 公司）：光度计型号——BI-200SM，相关器型号——BI-9000AT，氩离子激光器（Coherent）型号——Innova 304，波长（λ）为 532 nm，单线功率为 1 W。测试在直径为 10 mm 的圆形石英光散射比色皿上进行，测试角度为 90°，温度为 298 K。

3. 傅里叶变换红外光谱（FTIR）分析

采用 Nicolet-560 红外光谱仪，对聚甲基丙烯酸甲酯/硬脂酸相变储能纳米胶囊进行分析。将微胶囊与 KBr 研磨压片，测试分辨率为 2 cm^{-1}，扫描次数为 20 次，扫描范围为 500 ～ 4 000 cm^{-1}。

4. 扫描电子显微镜（SEM）分析

采用 JSM-5900LV 型扫描电子显微镜（日本电子株式会社）表征聚甲基丙烯酸甲酯/硬脂酸相变储能纳米胶囊的表面形貌。使用 EMS 550（electron microscopy sciences）溅射单元对样品进行喷金处理，将喷金后的 PMS-PCESNs 放置在高真空度的腔室中，在 15 kV 电压下观察其表面形貌特征。

5. 透射电子显微镜（TEM）分析

采用 JEM-100CX 型透射电子显微镜（日本电子株式会社）于室温下观察聚甲基丙烯酸甲酯/硬脂酸相变储能纳米胶囊的形貌。先用去离子水将一小滴乳液稀释，再将其置于 400 目碳膜铜网上，在空气中自然干燥后观察，测试电压为 80 kV。

6.原子力显微镜（AFM）分析

采用 Nanoscope Multimode Explore 型原子力显微镜（美国）获得聚甲基丙烯酸甲酯/硬脂酸相变储能纳米胶囊的三维立体形貌。将 2～3 滴聚合物乳液用去离子水稀释一定倍数，并旋涂于洁净的石英片上，在空气中自然干燥，使用 Doped Si 探针，在"tapping"模式下获得 AFM 图像。最大水平扫描范围：125 μm×125 μm。

7.差示扫描量热（DSC）分析

采用 Q−20 型差示扫描量热仪（美国 TA 公司）对硬脂酸、聚甲基丙烯酸甲酯/硬脂酸相变储能纳米胶囊的热性能（储能潜热、熔点）进行分析。DSC 的测试条件：氮气流速 50 mL/min，升、降温速率均为 10 ℃/min，样品从 0 ℃升温到 80 ℃，再从 80 ℃降温至 0 ℃。通过分析升、降温曲线，可获得硬脂酸和聚甲基丙烯酸甲酯/硬脂酸相变储能纳米胶囊的热性能。

8.凝胶渗透色谱（GPC）分析

采用凝胶渗透色谱测定聚甲基丙烯酸甲酯/硬脂酸相变储能纳米胶囊壁材的数均、重均相对分子质量及相对分子质量分布。仪器：Waters 515 Pump，Waters 2410 RID，Waters HR5E Column；测试条件：单分散聚苯乙烯标样，THF 溶剂，流速为 0.35 mL/min，室温。

9.XPS 分析

采用 Thermo Scientific Escalab 250Xi 型光电子能谱仪，分析超声辐照原位包覆聚合制备的聚甲基丙烯酸甲酯/硬脂酸相变储能纳米胶囊的表面元素及组成。Al X−ray source（$h\nu$=1 486.6 eV，管电压 15 kV，管电流 12 mA，功率 180 W，diameter beam spot = 500 μm）。

10.相变材料包覆率的测定

相变材料的包覆率根据聚甲基丙烯酸甲酯/硬脂酸相变储能纳米胶囊与纯相变材料的焓值来计算，具体如下列方程所示[27]：

$$包覆率(\%)=(\Delta H_{\text{PMS-PCESNs}}-\Delta H_{\text{PMMA}})/\Delta H_{\text{SA}}\times100 \qquad (2-2)$$

其中，$\Delta H_{\text{PMS-PCESNs}}$ 为聚甲基丙烯酸甲酯/硬脂酸相变储能纳米胶囊的相变焓，ΔH_{PMMA} 为聚甲基丙烯酸甲酯的相变焓，ΔH_{SA} 为硬脂酸的相变焓。

2.3　结果与讨论

2.3.1　超声辐照原位包覆聚合反应的主要影响因素

超声辐照原位包覆聚合反应的影响因素很多，主要有超声时间、超声波强度、反应温度、氮气流量和乳化剂用量等，本书将分别讨论上述因素对聚合反应单体转化率的影响。

1. 超声时间对单体转化率的影响

在前期工作和探索实验的基础上，优化超声辐照原位包覆聚合反应条件，单体转化率随时间的变化如图 2.2 所示。与常规乳液聚合相比，超声辐照引发聚合反应几乎不存在诱导期。聚合反应进行到 5 min 时，MMA 单体的转化率为 2.0%，进行到 15 min 时，转化率已接近 20.0%，而当反应进行到 30 min 时，单体转化率更是达到了 90.0%。反应时间继续增加，单体转化率变化不大。故对 MMA 体系，超声辐照原位包覆聚合反应时间确定在 30 ～ 40 min 为宜。

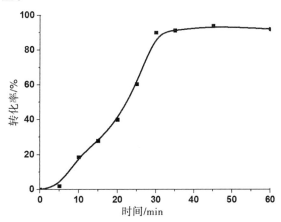

图 2.2　超声辐照原位包覆聚合反应时间 - 转化率曲线

2. 超声波强度对单体转化率的影响

超声波强度是单位时间内通过垂直于声波传播方向的单位面积的能量，即声波的能量流密度，它是影响聚合反应体系中空化泡产生、生长、收缩和崩溃的重要参数，而空化泡的这一系列行为又将会直接影响聚合反应的质量。超声波强度可以通过声强（能量）测量仪进行测定，但实验中为方便起见，其大小可以通过超声波发生器的输出功率来相对表示。实验中分别采用了 60%（450 W）、80%（600 W）和 100%（750 W）三种输出功率，单体转化率随时间的变化如图 2.3 所示。

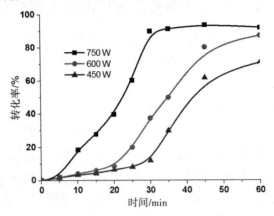

图 2.3　不同超声功率下超声辐照原位包覆聚合反应的时间－转化率曲线

　　三种情形下，超声辐照原位包覆聚合反应的诱导期都很短。随着超声波输出功率的增加，在相同反应时间内单体的转化率增加。当输出功率为 450 W 和 600 W 时，聚合反应在 10 min 时的转化率约为 5.0%，而采用 750W 功率的聚合反应转化率已接近 20.0%；在 30 min 时，450 W、600 W 和 750W 功率下的聚合反应转化率分别约为 12.0%、38.0% 和 80.0%。究其原因，随着超声波输出功率的增大，超声空化效应响应增强，导致更多的声致自由基产生，最终提高了聚合反应速率，单体转化率也相应增加。此外，超声空化效应增强，其分散和搅拌效应更趋强烈，从而使形成的单体液滴尺寸变小，数目增多，为声致自由基扩散进入单体液滴引发聚合提供了更多的场所，促进了聚合反应的进行。

　　3. 聚合反应温度对单体转化率的影响

　　超声辐照原位包覆聚合反应的反应温度是指反应器中循环水的温度。实验考察了 15 ℃、35 ℃、45 ℃三种温度条件对聚合反应的影响，并与 25 ℃反应条件进行比较。

　　MMA 单体在不同温度下随时间的转化率如图 2.4 所示。

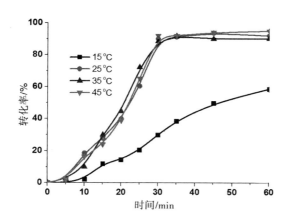

图2.4　不同反应温度下超声辐照原位包覆聚合反应的时间 – 转化率曲线

当聚合反应温度为 15 ℃时，聚合反应进行较慢，反应进行至 60 min 时的转化率接近 60%。当温度上升至 25 ℃时，超声辐照原位包覆聚合反应速率明显增加，且在相同时间内转化率也大幅提高，达到 90% 左右。继续升高温度，聚合反应速率和单体 MMA 转化率相较 25 ℃时的变化不明显。在超声辐照原位包覆聚合反应中，温度对聚合反应具有双重影响：其一，随着温度升高，反应体系蒸气压增大，空化泡中的蒸气量增加，结果使因空化作用产生的一系列物理化学作用得到缓冲，从而会减弱空化效应，声致自由基的数量随之减少，单体转化率降低；其二，温度升高使单体反应活性提高，促进了自由基的产生，同时降低了反应体系的黏度，加快了传质速率，使得单体转化率增加。此外，我们实验中的最高温度为 45 ℃，对水的蒸气压几乎不会构成影响，对空化效应的影响较小。因而总体上来讲，当提高聚合反应温度时，超声辐照原位包覆聚合的反应速率、单体转化率均会增加。

4. 氮气（N_2）流量对单体转化率的影响

在超声辐照原位包覆聚合反应中，氮气流量对反应速率和单体转化率有着相当重要的影响。实验中分别研究了不通氮气以及 10 mL/min、30 mL/min 和 50 mL/min 三种氮气流量，聚合反应速率和单体转化率随时间的变化如图 2.5 所示。

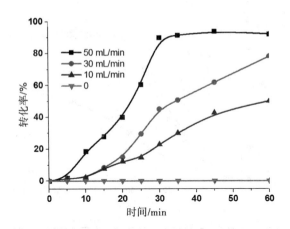

图 2.5　不同氮气流量下超声辐照原位包覆聚合反应的时间－转化率曲线

在不通氮气的情况下，即使超声波开启至 60 min，MMA 未发生转化，聚合反应也无法发生。当通入氮气且不断增加其流量后，聚合反应的诱导期明显缩短，聚合反应速率加快，单体的转化率显著提高。一方面，这是因为通入氮气可以将反应体系中的氧去除干净，而氧是聚合反应的阻聚剂；另一方面，氮气流量增加，反应体系中会形成空化薄弱点，使空化核的数量增加，增强了空化效应，从而增加了声致自由基数目，使聚合反应速率加快，同时单体转化率提高。

5.SDS 用量对单体转化率的影响

不同 SDS 用量下超声辐照原位包覆聚合反应的单体转化率随时间变化如图 2.6 所示。

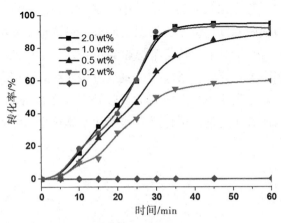

图 2.6　不同乳化剂用量下超声辐照原位包覆聚合反应的时间－转化率曲线

从图 2.6 中可以看出，当体系中未加入 SDS 时，超声处理 60 min 后，MMA 仍不能发生聚合反应；而当体系中引入 SDS 后，超声辐照原位包覆聚合反应顺利发生，且随着 SDS 用量的增加，MMA 单体的转化率也相应提高。当 SDS 质量浓度达到 2.0 wt% 时，聚合反应的单体转化率与 1.0 wt% 情形下相差不大。超声辐照原位包覆聚合反应与常规聚合反应类似，均为自由基型加聚反应。在常规聚合反应中，起引发作用的是化学引发剂；而在本实验中，自由基由超声声化学作用产生，即所谓的声致自由基，其直接来源是超声空化效应能在局部空间产生高温高压以及高速冲击流，此外还会导致极高的温度梯度，这些因素将有效促进空化泡内部及其附近的分子发生裂解以生成声致自由基。在氮气的保护下，这些自由基会进一步扩散至单体增溶胶束中，从而引发聚合反应。在我们的实验体系中，MMA、SDS 和水分子均有可能在超声空化效应下发生裂解产生自由基，充当引发剂的角色。

当增加 SDS 用量后，聚合反应的诱导期明显缩短，与之相对的是，单体 MMA 的转化率却大幅上升，这恰好说明本体系的引发剂主要由 SDS 产生，亦即与 MMA 和水分子相比，SDS 分子更易在声化学场中裂解成为声致自由基，引发聚合反应。

在经典乳液聚合中，聚合反应速率可用下式表示：

$$R_p = K_p [M][I]^{0.4}[S]^{0.6}$$

其中，K_p 为链增长速率常数，$[M]$ 为单体浓度，$[I]$ 为引发剂浓度，$[S]$ 为乳化剂浓度。

从上式不难看出，当反应体系的温度（影响 K_p）、单体浓度和引发剂浓度一定时，聚合反应速率和乳化剂浓度的 0.6 次方之间满足正比例关系。因而，MMA 的转化率会随着 SDS 用量的增加而上升。此外，在超声辐照原位包覆聚合反应中，SDS 充当了引发剂，当增加其浓度时，相当于引入了更多的引发剂，自然会使聚合反应速率与 MMA 转化率双重增加。再者，在本实验体系中，增溶胶束是聚合反应的主要场所。随着 SDS 用量的增加，增溶胶束的数量也相应增加，即发生聚合反应的场所数增加。这样，胶束尺寸变小，比表面积却相应变大，反应体系中的声致自由基更容易被捕捉，自然会导致 MMA 单体的转化率增加。

2.3.2 聚合反应动力学

对 MMA 在超声辐照原位包覆聚合反应中的时间 – 转化率曲线求导可得到图 2.7 中的曲线，此曲线反映了聚合反应速率随时间的变化情况。在反应初始，聚合反应速率几乎为零，但诱导期非常短，很快反应便有了一定的速率。在 0 ～ 10 min 和 20 ～ 30 min 之间，聚合反应速率迅速上升，至 25 min 时达最大值，此后逐渐减小，至 50 min 时已趋近于零，即反应基本结束。与常规乳液聚合反应相比，超声辐照引发聚合并非经典的"三段式"反应，即没有明显的恒速期，而只有增速期和降速期两个阶段。从这个角度讲，它与微乳液聚合的动力学特征更为相似。

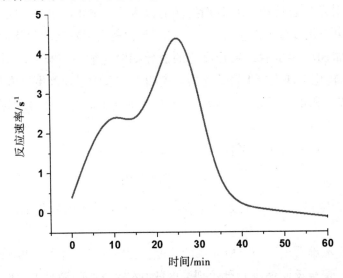

图 2.7　超声辐照原位包覆聚合反应的时间 – 反应速率曲线

在常规乳液聚合中，增溶单体胶束是聚合发生的场所。自由基须进入增溶单体胶束中引发单体发生聚合，才会开始链增长反应，并逐渐生成乳胶粒子（成核）。在聚合体系中，单体液滴充当了仓库的角色。乳胶粒子的数量会随着聚合反应的进行而不断增加，并导致聚合速率上升。当未成核胶束全部消失后，乳胶粒子数目保持恒定，在其中继续进行着链引发、链增长、链终止反应。而此时，单体液滴作为仓库，只要没有耗尽，就能持续为乳胶粒子提供反应单体，亦即乳胶粒子中保持着恒定的单体浓度。此阶段中，聚合速率自然保持不变（聚合恒速期）。反应持续进行，直至单体液滴全部消失。

反应体系此时的组成为水、单体/聚合物乳胶粒子两相。在水相中，引发剂和初级自由基已无单体可供引发，链引发反应、链增长反应只有不断消耗乳胶粒子中的单体，聚合反应速率不断下降。此阶段持续进行，直至所有单体消耗完毕，并全部转化为聚合物。这个阶段称为聚合反应的降速期。

而在超声辐照原位包覆聚合反应中，与常规乳液聚合最大的差别在于成核场所不同。由于超声波强大的分散、搅拌作用，单体被打碎，呈非常微小的液滴，粒径为 50 ～ 100 nm，且数目巨大，每升中有 1 018 ～ 1 020 个[28]。这使其具有足够与增溶胶束争夺声致自由基的比表面积，从而与增溶胶束同样成为聚合反应的成核场所。所以，在本章采用的聚合反应体系中，始终存在成核过程，反应过程中活性点的数目不恒定，自然不像常规乳液聚合一般存在恒速期。在增速期内，乳胶粒数目不断增加，聚合速率增加；而在反应后期，随着聚合反应转化率的提高，单体不断被消耗，浓度下降，聚合速率逐渐减小。

2.3.3　正交实验设计

以 2.3.1 中的实验结果为依据，综合考察各因素对超声辐照原位包覆聚合制备聚甲基丙烯酸甲酯/硬脂酸相变储能纳米胶囊的影响。正如 2.3.1 所述，对聚合反应而言，单体转化率是一个很重要的反应指标；而对制备聚合物相变储能胶囊而言，除了单体转化率以外，对相变材料的封装效率则是最为关键的指标。因而，在正交实验设计中，以 N_2 流量（A）、超声时间（B）、超声功率（C）、乳化剂用量（D）作为考察因素，而以相变材料（硬脂酸）的包覆率作为考察指标。

设计两轮正交实验对超声辐照原位包覆聚合制备聚甲基丙烯酸甲酯/硬脂酸相变储能纳米胶囊工艺进行优化，采用四因素三水平 $L_9(3^4)$ 正交表。第一轮正交实验设计安排如表 2.3 所示：

表2.3　第一轮正交实验设计表

因　素	N_2 流量 /mL·min^{-1}	超声时间 /min	超声功率 /W	SDS 用量 /wt%
实验 1	10	30	450	0.2
实验 2	10	45	600	0.5
实验 3	10	60	750	1.0

（续　表）

因　素	N$_2$ 流量 /mL·min^{-1}	超声时间 /min	超声功率 /W	SDS 用量 /wt%
实验 4	30	30	600	1.0
实验 5	30	45	750	0.2
实验 6	30	60	450	0.5
实验 7	50	30	750	0.5
实验 8	50	45	450	1.0
实验 9	50	60	600	0.5

得到包覆率数据后，对实验结果进行极差分析，并作出效应曲线图，分别如表2.4、图2.8所示。

表2.4　第一轮正交实验直观分析表

因　素	N$_2$ 流量 /mL·min^{-1}	超声时间 /min	超声功率 /W	SDS 用量 /wt%	包覆率 /%
实验 1	1	1	1	1	68.4
实验 2	1	2	2	2	79.8
实验 3	1	3	3	3	90.2
实验 4	2	1	2	3	85.1
实验 5	2	2	3	1	74.6
实验 6	2	3	1	2	80.3
实验 7	3	1	3	2	85.9
实验 8	3	2	1	3	87.7
实验 9	3	3	2	1	78.6
均值 1	79.467	79.800	78.800	73.867	
均值 2	80.000	80.700	81.167	82.000	
均值 3	84.067	83.033	83.567	87.667	
极　差	4.600	3.233	4.767	13.800	

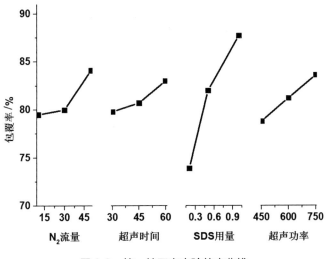

图2.8 第一轮正交实验效应曲线

从表 2.4 可知，SDS 用量是影响超声辐照原位包覆聚合制备聚甲基丙烯酸甲酯 / 硬脂酸相变储能纳米胶囊实验中影响硬脂酸包覆率的最重要因素，其后依次为超声功率、氮气流量和超声时间。九组反应中，相变材料最高包覆率可达 90.2%。对正交实验进行直观分析，可知当反应条件为 $A_3B_3C_3D_3$ 时，反应具有最高的包覆率。从正交实验效应曲线中亦可看出，四个因素水平对包覆率的影响均呈单调递增趋势。因此，设计第二轮正交实验，增大四个因素水平，具体如表 2.5 所示：

表2.5 第二轮正交实验设计表

因 素	超声功率 /W	超声时间 /min	N_2 流量 /mL·min^{-1}	SDS 用量 /wt%
实验 1	650	50	40	0.5
实验 2	650	60	50	1.0
实验 3	650	70	60	1.5
实验 4	750	50	50	1.5
实验 5	750	60	60	0.5
实验 6	750	70	40	1.0
实验 7	850	50	60	1.0
实验 8	850	60	40	1.5
实验 9	850	70	50	0.5

得到包覆率数据后，对第二轮正交实验结果进行分析，并作出效应曲线图，分别如表2.6、图2.9所示。

表2.6　第二轮正交实验直观分析表

因 素	超声功率 /W	超声时间 /min	N_2 流量 /mL·min^{-1}	SDS 用量 /wt%	包覆率 /%
实验 1	1	1	1	1	80
实验 2	1	2	2	2	82
实验 3	1	3	3	3	81.1
实验 4	2	1	2	3	88.1
实验 5	2	2	3	1	80
实验 6	2	3	1	2	84.6
实验 7	3	1	3	2	87
实验 8	3	2	1	3	85.9
实验 9	3	3	2	1	80
均值 1	81.033	85.033	83.500	80.000	
均值 2	84.233	82.633	83.367	84.533	
均值 3	84.300	81.900	82.700	85.033	
极 差	3.267	3.133	0.800	5.033	

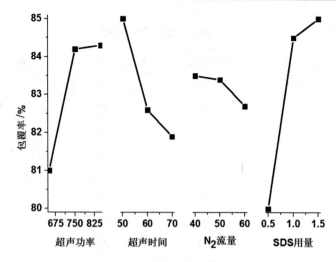

图2.9　第二轮正交实验效应曲线

从表2.6可知，影响超声辐照原位包覆聚合反应包覆率的最主要因素依然是SDS用量，其后依次为超声功率、超声时间和氮气流量，包覆率最高可达88.1%。进一步进行正交实验直观分析，发现当超声功率为850 W、超声时间为50 min、氮气流量为40 mL/min、SDS用量为单体用量的1.5%时，聚合反应具有理论上的最高包覆率。观察本轮正交实验效应曲线发现，当超声功率由750 W增加至850 W，N_2流量由40 mL/min增加到50 mL/min，SDS用量由1.0 wt%增加到1.5 wt%，聚合反应包覆率均变化不大（相较图2.8，纵坐标区间变小），这与前文单因素实验结果比较一致。图2.9中，唯一变化稍大的是随着超声时间的增加，聚合反应包覆率下降。这是因为超声波引起的空化效应除了可以产生自由基引发聚合反应以外，也会对已经形成的高分子长链起到破坏作用——断链降解，从而使已经被封装的硬脂酸渗出，导致包覆率下降。

综合两轮正交实验结果，确定超声辐照原位包覆聚合制备聚甲基丙烯酸甲酯/硬脂酸相变储能纳米胶囊的较优实验参数如下：常温条件、超声功率750 W、超声时间50 ~ 60 min、SDS用量1.0 wt%（基于单体质量）、N_2流量50 mL/min。在此反应条件下，制备得到了聚甲基丙烯酸甲酯/硬脂酸相变储能纳米胶囊。

2.3.4　聚甲基丙烯酸甲酯/硬脂酸相变储能纳米胶囊的表征

1.FTIR分析

通过超声辐照原位包覆聚合反应制备的PMS–PCESNs的FTIR曲线如图2.10所示。

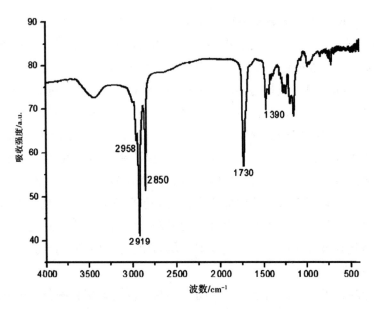

图 2.10　PMS-PCESNs 红外光谱图

　　其中，波数 1 730 cm^{-1} 是 C═O 双键伸缩振动的特征吸收峰，而波数 1 390 cm^{-1} 处的特征吸收峰则与 C═O 双键对称变形振动相对应。此外，波数为 2 919 cm^{-1}，2 958 cm^{-1} 和 2 850 cm^{-1} 处出现的吸收峰对应—CH$_3$ 和—CH$_2$—的典型伸缩振动。可以看到，图中没有出现相变材料硬脂酸的光谱特征吸收峰，表明聚合物壁材为硬脂酸芯材提供了一个相对致密的封装环境。

　　2.DLS 分析

　　动态光散射主要利用光子相关光谱（PCS），其原理是通过研究某一固定空间位置上散射光的强度随时间的涨落现象获得纳米或亚微米颗粒的粒径及其分布信息。动态光散射法不需要对测试样品进行繁杂的预处理，且测试迅速，不损害样品，在纳米粒子测量中的地位愈加重要 [29]。与电镜技术相比，DLS 测试不需要事先将样品进行干燥，且测试耗时较少。

　　利用 DLS 研究 PMS-PCESNs 的粒径及其分布，结果如图 2.11 所示。从图 2.11 可以看出，聚甲基丙烯酸甲酯 / 硬脂酸相变储能纳米胶囊的平均粒径为 98 nm，PDI 为 0.150（＜ 0.2），这说明胶囊是单分散的。此外，从图 2.12 还可以得出如下信息：DLS 的测量基线与计算基线基本重合，说明样品的光学纯度很好，因而实验拟合效果好，测试结果可信。

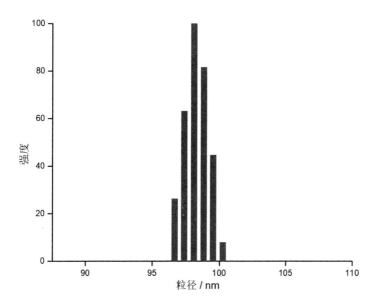

图2.11　PMS-PCESNs 粒径分布图

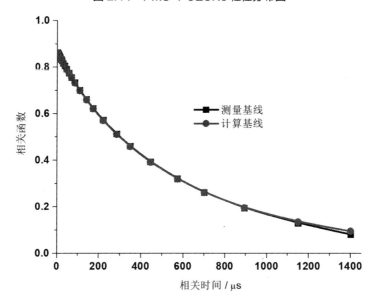

图2.12　DLS 相关函数拟合曲线

3. SEM 分析

图 2.13 是聚甲基丙烯酸甲酯 / 硬脂酸相变储能纳米胶囊在不同放大倍数下的 SEM 照片，清晰地显示了胶囊的表观形貌。如图所示，PMS-PCESNs 具有球形或扭曲球形外貌，这些胶囊清晰地排列在基板上。它们粒径均匀，

呈单分散状态。通过 SEM 照片可知，纳米胶囊的平均粒径为 80 ~ 90 nm。此外，一些胶囊看上去出现了类似"高粱米"的结构，这是因为试样在 SEM 测试前需要进行干燥，结果导致部分相变材料（芯材）硬脂酸熔融，因而无法支撑 PMMA 外壳，最终致使壁材坍塌破裂。这恰好间接证明实验成功制备了聚甲基丙烯酸甲酯 / 硬脂酸相变储能纳米胶囊。

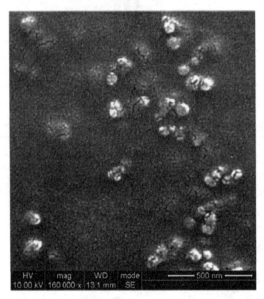

图 2.13 PMS-PCESNs 的 SEM 照片

4. TEM 分析

通过超声引发原位聚合制备的聚甲基丙烯酸甲酯 / 硬脂酸相变储能纳米胶囊具有非常好的球形形貌和单分散性（胶囊的粒径分布非常窄），如 TEM 照片所示（图 2.14）。这些球形的纳米胶囊存在非常明显的核壳结构：深色的 PMMA 外壳包覆在浅色的硬脂酸内核周围。不难看出，单分散纳米胶囊的平均粒径约为 80 nm，同时可以估测出其壁厚约为 6 ~ 10 nm。此外，在纳米胶囊的外围，我们观察到有一些类似絮状的物质，其颜色与胶囊中的芯材一致，它们是未被包覆的相变材料硬脂酸。TEM 的这些表征结果与 DLS、SEM 测试结果一致（与 DLS 相比，TEM 测试结果偏小是因为 TEM 制样时进行了干燥处理）。

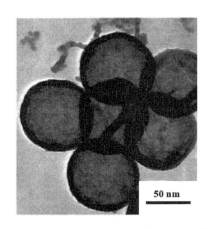

50 nm

图2.14　PMS-PCESNs 的 TEM 照片

实际上，PMS-PCESNs 的形成过程是一个相分离的过程。当超声引发原位聚合反应开始的时候，PMMA 外壳在小油滴内逐渐形成，但由于聚合物与油滴（MMA 与 SA）的相容性相较单体与油滴差，在界面张力驱动下，聚合物会迁移到两相界面处。因此，PMMA 在界面处的浓度要高于其在油滴内部的浓度。随着聚合反应的不断进行，MMA 单体消耗殆尽，聚合物在油滴外围逐渐形成了一层由松到紧的致密外壳。此时，只有相变材料——硬脂酸被包裹在聚合物壳内，形成了内核。至此，具有核壳结构的聚合物相变材料PMS-PCESNs 制备完成。

5. AFM 分析

将 PMS-PCESNs 放置于新制的云母片上成膜，在"tapping"模式下进行 AFM 测试。在水平方向上，AFM 测试存在尖端展宽效应，测试对象越小，展宽效应越明显，因而会导致测试结果出现偏差；而在垂直方向上，此现象则不会出现，因而测试更精确。在此方向上，三维高度值即等同于粒子粒径大小。由图 2.15 可明显看出，通过超声引发原位聚合反应得到的单分散聚合物纳米胶囊具有均匀的粒径分布。需要注意的是，一些胶囊呈现"半球"或"碗状"结构，这是因为在制样或测试过程中的塌陷所致。从图中可以看出，聚甲基丙烯酸甲酯 / 硬脂酸相变储能纳米胶囊非常均匀，粒径约为 80 nm。此结果与 TEM 结果高度吻合。

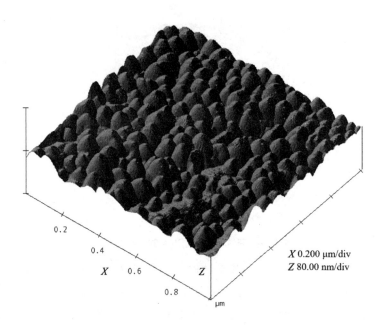

图 2.15　PMS-PCESNs 的 AFM 照片

6. DSC 分析

图 2.16 为 PMMA、硬脂酸（SA）和 PMS-PCESNs 的 DSC 曲线。三者的热性能，如初始转变温度（T_{onset}）、峰值温度（T_{peak}）和储能潜热（ΔH_{latent}），都可以通过 DSC 测试得到。从图 2.16 可以看出，纯硬脂酸的 T_{onset}、T_{peak} 和 ΔH_{latent} 分别为 56.33 ℃、57.98 ℃ 和 186.3 J/g。对于 PMS-PCESNs，上述参数分别为 53.11 ℃、55.57 ℃和 155.6 J/g；对于 PMMA，上述参数分别为 23.29 ℃、24.19 ℃和 1.039 J/g。被包覆的硬脂酸所经历的相变过程与纯硬脂酸相似，然而其 T_{onset}、T_{peak} 均低于纯核材，这是因为纳米胶囊中的硬脂酸的粒径均低于 100 nm，由于如此大的比表面积（纳米效应）导致表面自由能非常之大，从而导致熔融温度（T_{onset} 和 T_{peak}）降低。此外，从已知数据可知，与纯硬脂酸相比，PMS-PCESNs 的储能潜热也有所降低，这是因为聚合物外壳包覆了内核材料。

将图 2.16 中的相变焓数据代入相关公式计算得出，此超声辐照原位包覆聚合反应中硬脂酸的包覆率是 83.0%。

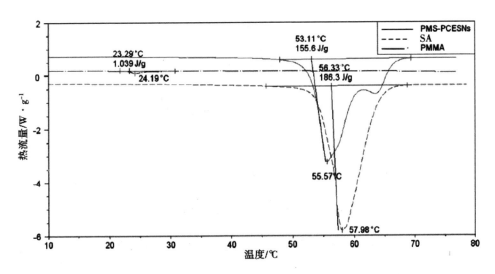

图 2.16　PMMA、SA 和 PMS-PCESNs 的 DSC 测试曲线

7. GPC 分析

图 2.17 为超声辐照原位包覆聚合制备的聚甲基丙烯酸甲酯 / 硬脂酸相变储能纳米胶囊经丙酮抽提后测试的 GPC 谱图。

表 2.7 为图 2.17 中 PMS-PCESNs 的相对分子质量及相对分子质量分布数据，其中聚合物分散性指数（PDI）为 4.7，低于常规自由基聚合，聚合物相对分子质量分布尚可。超声辐照聚合反应得到的聚合物的相对分子质量较相同条件下常规聚合制备的聚合物偏低，其原因有二：其一，超声空化效应可在溶剂、乳化剂、相变材料、单体、聚合物等多类物质中持续产生自由基，不存在常规聚合中引发剂随反应的进行越来越少的情况，因而会导致同等反应时间内的链终止速率偏大，最终聚合物相对分子质量较低；其二，在反应一段时间后，超声空化效应会作用于高分子链，从而产生断链降解现象，这同样会导致聚合物相对分子质量降低。

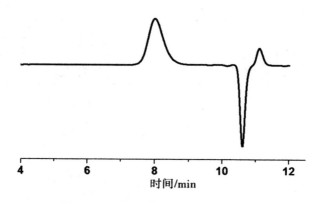

图 2.17　PMS-PCESNs 的 GPC 曲线

表2.7　PMS-PCESNs的相对分子质量及相对分子质量分布数据

	$M_n / \times 10^5$	$M_w / \times 10^5$	PDI
PMS–PCESNs	1.66	7.82	4.7

8.XPS 分析

　　X 射线光电子能谱法（XPS）又称化学分析电子光谱法（ESCA），其对材料表面化学特性具有高度的识别能力，现已被广泛应用于材料表面分析。它利用 X 射线为探针，检测由材料表面出射的光电子从而获得表面信息。检测到的光电子主要来源于表面原子的内壳层，它们携带着材料表面丰富的物理、化学信息。

　　采用 XPS 对硬脂酸、聚甲基丙烯酸甲酯和聚甲基丙烯酸甲酯 / 硬脂酸相变储能纳米胶囊进行表面元素及其组成分析，结果如图 2.18 ～图 2.23 与表 2.8 所示。

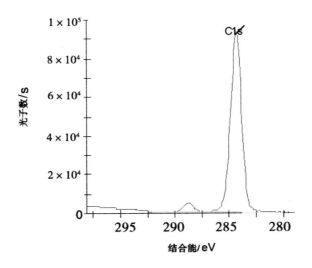

图 2.18　SA 的 C1s 结合能曲线

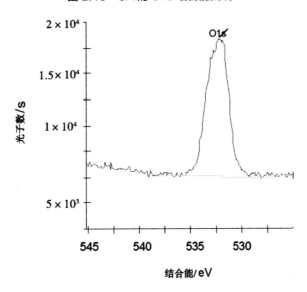

图 2.19　SA 的 O1s 结合能曲线

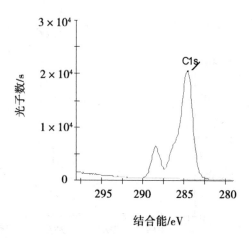

图 2.20　PMMA 的 C1s 结合能曲线

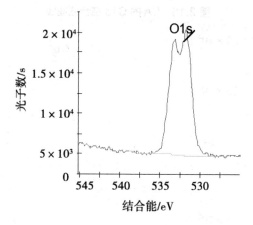

图 2.21　PMMA 的 O1s 结合能曲线

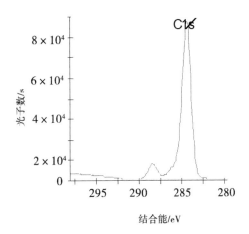

图 2.22 PMS-PCESNs 的 C1s 结合能曲线

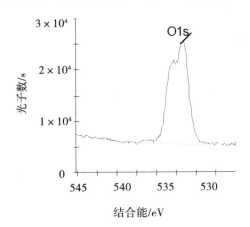

图 2.23 PMS-PCESNs 的 O1s 结合能曲线

表2.8 SA、PMMA与PMS-PCESNs的C1s、O1s结合能数据

		结合能 /eV
SA	C1s	284.36
	O1s	532.29
PMMA	C1s	284.67
	O1s	532.12
PMS-PCESNs	C1s	284.44
	O1s	531.9

一般情况下，吸附和其他物理结构变化对芯材表面功函数的影响较小，反映在结合能上的变化不大，通常都在 0.4 eV 以内，因而可以认为 PMMA 外壳与相变材料 SA 之间没有产生新的化学键，二者是以物理吸附相结合。但受 SA 影响，芯材与壁材之间产生了一定的相互作用力，使 PMMA 中无论是 C1s 还是 O1s 的结合能均有轻微下降。

表 2.9 进一步给我们提供了有关包覆情况的重要信息。超声辐照原位包覆聚合反应前后，C 元素含量下降，而 O 元素含量则大幅上升。对纯 SA 而言，C/O 值较高，达到 9.11 ；对 PMMA 而言，C/O 值较低，为 2.86 ；而 PMS–PCESNs 的 C/O 值则为 5.51，这充分说明相变物质 SA 的确被 PMMA 包覆，从而使 PMS–PCESNs 表面的含碳量低于相变芯材，而含氧量却显著上升。

表2.9　SA、PMMA与PMS–PCESNs中的C、O元素含量

	元素含量 /%		
	C	O	C/O
SA	89.50	9.82	9.11
PMMA	73.51	25.70	2.86
PMS–PCESNs	84.06	15.25	5.51

2.3.5　超声辐照原位包覆聚合制备聚甲基丙烯酸甲酯／硬脂酸相变储能纳米胶囊热力学分析

根据 Good–Girifalco 理论，两相之间的界面张力为

$$\sigma_{12} = \sigma_1 + \sigma_2 - W_a \qquad (2-3)$$

式中，σ_1、σ_2 分别为相 1 和相 2 的界面张力，W_a 为黏附功，且

$$W_a = \varphi \left(W_{c_1} W_{c_2} \right)^{0.5}$$
$$W_{c_1} = 2\sigma_1 \qquad (2-4)$$
$$W_{c_2} = 2\sigma_2$$

式中，φ 为两相分子之间的相互作用参数，W_{c_i} 为 i 相的内聚能，则式（2-3）变为

$$\sigma_{12} = \sigma_1 + \sigma_2 - 2\varphi \left(\sigma_1 \sigma_2 \right)^{0.5} \qquad (2-5)$$

Fowkes 经过进一步深入研究后发现，大多数场合下 $\varphi = 1$，因而上式变为

$$\sigma_{12} = \sigma_1 + \sigma_2 - 2\left(\sigma_1\sigma_2\right)^{0.5} \tag{2-6}$$

需要说明的是，上式仅适用于没有氢键的物质，对于含有氢键和极性力的物质，有

$$\sigma = \sigma^{d} + \sigma^{h} \tag{2-7}$$

式中，上标 d 为色散力，h 为氢键力和各种极性力。据此，Owens 与 Wendt 提出了关于界面张力的一般形式：

$$\sigma_{ij} = \sigma_i + \sigma_j - 2\left(\sigma_i^{d}\sigma_j^{d}\right)^{1/2} - 2\left(\sigma_i^{h}\sigma_j^{h}\right)^{1/2} \tag{2-8}$$

即界面张力 σ 可通过界面两相组分的表面张力的几何平均值进行估算。

至20世纪70年代，利用式（2-8），加拿大科学家 S. Torza 和 S. G. Mason[30] 对三相界面体系进行了系统研究，并提出了相间包覆理论的判别方法。在本章实验中，聚合反应体系存在三种相态，分别是水相（H_2O 相）、聚甲基丙烯酸甲酯相（PMMA 相）和硬脂酸相（SA 相）。我们可以通过计算得到各相间的界面张力，进而得到各相间的扩散系数（S），最终对相变储能纳米胶囊的形成过程进行估测。计算公式如下：

$$S_i = \sigma_{jk} - \left(\sigma_{ij} + \sigma_{ik}\right) \tag{2-9}$$

因水的 σ、σ^{d} 和 σ^{h} 均已知，若知道任何一相与水的界面张力，即可算出其两个分量，进而求得其与第三相间的界面张力。

表2.10 根据已有文献中的数据[31] 进一步进行计算，得到了各相在 20 ℃ 时的界面张力及色散力分量、氢键力分量值。

表2.10 H_2O、SA与PMMA的界面张力及其分量

表面张力及其分值	SA（1）	H_2O（2）	PMMA（3）
σ	33.40	72.80	40.20
σ^{d}	30.10	21.80	35.90
σ^{h}	3.30	51.00	4.30

根据式（2-8）计算，可以得到各相间的界面张力分别为 $\sigma_{12} = 29.02$ mN/m，$\sigma_{23} = 27.43$ mN/m，$\sigma_{13} = 0.32$ mN/m。

据此，进一步地根据式（2-9）可以分别计算得到 PMMA、SA 和 H_2O 三相之间的扩散系数分别为 S_1= -1.91 mN/m，S_2=-56.13 mN/m，S_3=1.27 mN/m。根据 S. Torza 和 S. G. Mason 的三相界面平衡理论，当 $S_1<0$，$S_2<0$ 且 $S_3>0$ 时，SA 相可以完全被 PMMA 相包覆形成相变储能纳米胶囊（对应图 2.24 中的情形 1）；当 $S_1<0$，$S_2<0$ 且 $S_3<0$ 时，SA 相可以部分被 PMMA 相包覆，此时体系中将出现完整胶囊与半胶囊（碗状）并存的情形（对应图 2.24 中的情形 2）；而当 $S_1<0$，$S_2>0$ 且 $S_3<0$ 时，体系不能形成胶囊，两相各自单独存在，亦即体系中将会出现纯 PMMA 乳胶离子（对应图 2.24 中的情形 3）。本实验选择以 PMMA 为外壳、以 SA 为相变材料，根据上述计算结果，满足了形成完整胶囊的热力学条件（$S_1<0$，$S_2<0$ 且 $S_3<0$），形成的纳米胶囊在单位面积上的界面自由能最小，聚甲基丙烯酸树脂外壳在硬脂酸芯材外围包覆的推动力很强，能够形成较为完美的相变储能纳米胶囊。这在 TEM 照片中得到了证实。

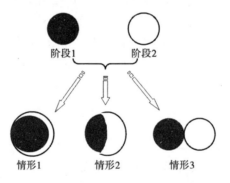

图 2.24　不同 S 值下相变材料的包覆状态

2.3.6　超声辐照原位包覆聚合制备聚甲基丙烯酸甲酯／硬脂酸相变储能纳米胶囊机理

图 2.25 为超声辐照原位包覆聚合制备聚甲基丙烯酸甲酯／硬脂酸相变储能纳米胶囊的形成机理示意图。

其中，状态 1 是由相变材料硬脂酸（SA）和单体甲基丙烯酸甲酯（MMA）组成的细小液滴。当超声辐照原位包覆聚合反应发生后，液滴中开始出现低相对分子质量的 PMMA（寡聚物），由于它与液滴本体（SA+MMA）的相容性较单体差，在界面张力驱动下必然逐渐向液滴表面迁移，从而导致液滴表面的聚合物浓度高于其本体内部（状态2、状态3）。随着聚合反应的不断进行，单体将全部参与聚合反应，而生成的聚合物也会全部迁移到液滴外表形成密实的包覆外壳（状态4）。此时，聚合物微胶囊内部包覆的物质仅为相变材料硬脂酸。正如热力学中所分析的，在超声辐照原位包覆聚合制备相变储能胶囊的过程中，控制各相的扩散系数是非常重要的。如果新生成的聚合物不能够在较短的时间内迁移到液滴外表，则很难产生核/壳类型的包覆结构，亦即相变材料难以被壁材有效封装，聚合反应的包覆率也必然较低。

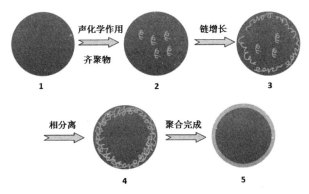

图2.25　超声辐照原位包覆聚合反应中PMS-PCESNs的形成机理

2.3.7　声化学方法与常规聚合方法的比较研究

在系统考察了超声辐照原位包覆聚合制备聚甲基丙烯酸甲酯/硬脂酸相变储能纳米胶囊后，采用相似的反应条件（即选用经前文探讨已较为成熟的制备工艺）进行常规聚合制备聚甲基丙烯酸甲酯/硬脂酸相变储能胶囊，重点比较两种方法制备的储能胶囊在储能潜热、封装效率上的差异，同时对聚合反应动力学进行考察。

常规聚合工艺如下：

温度——80 ℃；SDS用量——单体的1.0 wt%；N_2流量——50 mL/min；引发剂（AIBN）用量——单体的5.0 wt‰。

1. 聚合反应动力学分析

从图2.26可以看出，在常规聚合制备聚甲基丙烯酸甲酯/硬脂酸相变储能胶囊反应中，达到相同转化率时所需时间明显长于超声辐照原位包覆聚合反应。随着聚合反应的进行，单体转化率缓慢增加，至7～8 h趋于稳定，达到 90% 左右，这与纯 MMA 的乳液聚合情形类似。聚合反应速率在 3.5 h 以前稍大，但单体转化率不高（约为 65%）；3.5 h 以后，聚合反应速率降低，反应需要更长的时间才能达到较高的单体转化率；反应 8 h 后，聚合速率趋近于零，制备反应基本完成（图 2.27）。显而易见，相比常规聚合方法，超声辐照原位包覆聚合制备相变储能胶囊用时显著缩短，效率明显提高。

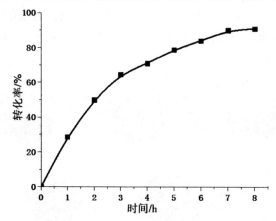

图 2.26　常规聚合条件下的时间 − 转化率曲线

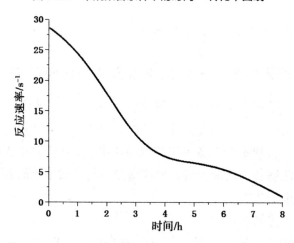

图 2.27　常规聚合条件下的时间 − 反应速率曲线

2. 相变储能胶囊 DLS 分析

由图 2.28 可见，采用常规聚合方法制备的聚甲基丙烯酸甲酯 / 硬脂酸相变储能胶囊的平均粒径接近 200 nm，其 PDI = 0.20，说明单分散性能较好，但粒径明显大于超声辐照原位包覆聚合方法制备的相变储能胶囊。这是由于超声空化效应除了可以产生自由基引发聚合反应以外，其对整个反应体系具有比较明显的搅拌、分散作用。这种作用一方面可以使得到的相变胶囊粒径较小（如可达纳米级别），另一方面也会使胶囊的粒径分布变窄。而得到纳米级的相变储能胶囊，使得其比表面积和总表面积均大幅增加，从而增大了相变储能胶囊与基体的传热面积，吸热、释热行为灵敏度更高，热效应会更加显著。

　　图 2.29 给出 DLS 的测量基线与计算基线高度重合，说明样品经前处理后洁净度很好，因而测试拟合效果好，结果准确。

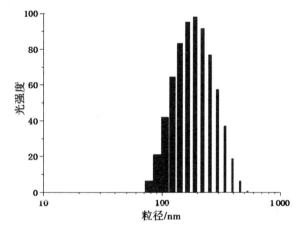

图 2.28　常规聚合条件下 PMMA/SA 胶囊的粒径分布图

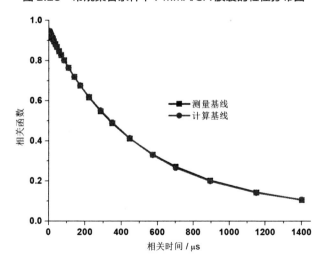

图 2.29　DLS 相关函数拟合曲线

3. 相变材料包覆率分析

图 2.30 给出的信息比较有趣：在聚合反应进行到 3 h 之前，对相变材料的包覆率为 0。这说明聚合反应前期的 PMMA 相对分子质量较小，无法形成对硬脂酸的有效封装；在反应进行到 3 h 以后，随着 PMMA 相对分子质量不断增大，其对硬脂酸的包覆率缓慢增加；在反应进行到 7 ～ 8 h 之后，相变材料包覆率达到 80% 左右。

对比超声辐照原位包覆聚合方法，当超声反应时间为 50 ～ 60 min 时，PMMA 对相变材料的包覆率已经超过 80%，声化学作用优势明显。

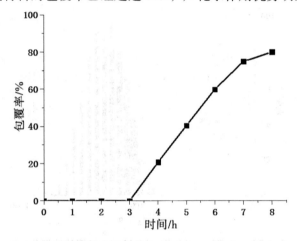

图 2.30　常规聚合条件下的时间 – 包覆率曲线

4. 相变储能胶囊热性能分析

图 2.31 为常规聚合方法制备的聚甲基丙烯酸甲酯 / 硬脂酸相变储能胶囊的 DSC 曲线。其初始转变温度（T_{onset}）、峰值温度（T_{peak}）和储能潜热（ΔH_{latent}）分别为 53.65 ℃、57.67 ℃和 161.8 J/g。与超声辐照原位包覆聚合法制备的相变储能胶囊相比，其在储能潜热上稍有增加，但幅度不大。

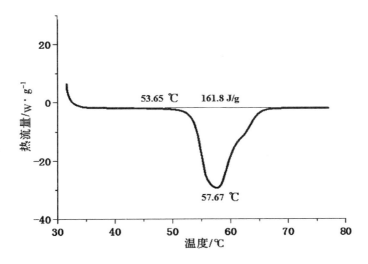

图2.31　常规聚合条件下 PMMA/SA 胶囊的 DSC 曲线

2.4　本章小结

本章利用超声辐照原位包覆聚合反应制备了聚甲基丙烯酸甲酯/硬脂酸相变储能纳米胶囊，具有高效、清洁、简便的特点，且深入、系统研究了超声辐照原位包覆聚合制备聚甲基丙烯酸甲酯/硬脂酸相变储能纳米胶囊的反应热力学和动力学，为后续的实验体系提供了理论依据。主要结论如下：

（1）采用平行实验考察了声化学参数（超声时间、超声波强度）、反应温度、氮气流量和乳化剂用量对 MMA 单体转化率的影响。结果显示：当超声辐照原位包覆聚合反应进行到 30 min 时。单体转化率可达 90%；在 750 W 超声功率下，单体转化率最高，可达 80%；反应温度过低，单体转化率较低，聚合反应速率小，反应温度上升至室温时单体转化率大幅提升，继续升高温度对聚合反应影响不大；氮气流速对超声辐照原位包覆聚合反应影响明显，但其流速为 50 mL/min 时，反应速率和单体转化率较好；SDS 对超声辐照原位包覆聚合反应影响显著，当体系中未加入 SDS 时，反应不能发生，当 SDS 用量达到单体的 1.0 wt% 时，反应速率和单体转化率较好。

（2）采用两轮正交实验考察了超声功率、超声时间、氮气流量和 SDS 用量对超声辐照原位包覆聚合反应的影响，以 PMMA 对 SA 的包覆率（相变储能潜热的量度）为考察指标。结果显示：对反应包覆率影响由大到小的因素分别为 SDS 用量、超声功率、氮气流量和超声时间。实验因素水平范围内的较优参数如下：超声功率 750 W、超声时间 50～60 min、SDS 用量 1.0 wt%（基于单体质量）、N_2 流量 50 mL/min。

（3）结合三相界面理论对超声辐照原位包覆聚合反应进行热力学分析。结果表明，当以 PMMA 为壁材、以 SA 为相变芯材时，各项扩散系数均小于 0，此时形成的纳米胶囊在单位面积上的界面自由能最小，因而能够形成较为完美的核壳结构。动力学分析表明，在超声辐照原位包覆聚合反应中，成核过程贯穿始终，活性点数目在反应过程中不恒定，因而不存在恒速期。在增速期内，乳胶粒数目不断增加，聚合速率增加；在反应后期，随着聚合反应转化率的提高，单体不断被消耗，浓度下降，聚合速率逐渐减小。

（4）对聚甲基丙烯酸甲酯/硬脂酸相变储能纳米胶囊进行表征。其中，DLS 结果显示，微胶囊粒径在 100 nm 以下且呈现单分散分布。TEM、SEM 和 AFM 观察了微胶囊的形貌，其呈现明显的核壳结构，且粒径分布均匀，约为 80 nm。DSC 结果显示，聚甲基丙烯酸甲酯/硬脂酸相变储能纳米胶囊的初始相转变温度、峰值温度和储能潜热分别为 53.11 ℃、55.57 ℃和 155.6 J/g，对相变芯材硬脂酸的包覆率达到 83.0%。XPS 结果显示，超声辐照原位包覆聚合反应前后，C 元素含量下降，而 O 元素含量则大幅上升。通过 C/O 值的变化，证实了 PMMA 壁材对 SA 相变芯材的包覆。

（5）采用常规聚合制备了聚甲基丙烯酸甲酯/硬脂酸相变储能胶囊，着重比较超声辐照原位包覆聚合法制备的储能胶囊在储能潜热、封装效率上的差异。结果显示，超声化学方法省时、高效，且在制备小粒径微胶囊（纳米胶囊）方面较常规聚合方法具有明显优势。

参考文献

[1] YE H，GE X S. Preparation of polyethylene–paraffin compound as a form–stable solid–liquid phase change[J]. Sol. Energy Mater. Sol. Cells，2000，64：37–44.

[2] ZHANG YP，LIN K P，YANG R，et al. Preparation，thermal performance and application of shape–stabilized PCM in energy efficient buildings[J]. Energy Build.，2006，38(10)：1262–1269.

[3] FANG G，CHEN Z，LI H. Synthesis and properties of microencapsulated paraffin composites with SiO_2 shell as thermal energy storage materials[J]. Chem. Eng. J.，2010，163：154–159.

[4] ZHANG F，ZHONG Y，YANG X，et al. Encapsulation of metal–based phase change materials using ceramic shells prepared by spouted bed CVD method[J]. Sol. Energy Mater. Sol. Cells，2017，170：137–142.

[5] GIMENEZ–GAVARRELL P，FERERES S. Glass encapsulated phase change materials for high temperature thermal energy storage[J]. Renew. Energ.，2017，107(JUL.)：497–507.

[6] ZENG J，SUN S，ZHOU L，et al. Preparation，morphology and thermal properties of microencapsulated palmitic acid phase change material with polyaniline shells[J]. J. Therm. Anal. Calorim.，2017，129（3）：1583–1592.

[7] FUKAHORI R，NOMURA T，ZHU C，et al. Macro–encapsulation of metallic phase change material using cylindrical–type ceramic containers for high–temperature thermal energy storage[J]. Appl. Energ.，2016，170：324–328.

[8] GRAHAM M，SHCHUKINA E，DE CASTRO P F，et al. Nanocapsules containing salt hydrate phase change materials for thermal energy storage[J]. J. Mater. Chem. A，2016，4：16906–16912.

[9] JOSE P DA C，EAMES P.. Thermal energy storage for low and medium temperature applications using phase change materials–a review[J]. Appl. Energ.，2016，177：227–238.

[10] WU C，WU G，YANG X，et al. Preparation of microencapsulated medium temperature phase change material of Tris（hydroxymethyl）methyl aminomethane@ SiO_2 with excellent cycling performance[J]. Appl. Energ.，2015，154：361–368.

[11] XU B, LI P, CHAN C. Application of phase change materials for thermal energy storage in concentrated solar thermal power plants: a review to recent developments[J]. Appl. Energ., 2015, 160: 286–307.

[12] TANVIR E. A, JASPREET S. D, GOSWAMI D. Y, et al. Macroencapsulation and characterization of phase change materials for latent heat thermal energy storage systems[J]. Appl. Energ., 2015, 154（sep.15）: 92–101.

[13] VILESOV A. D, SUVOROVA O. M, YUDIN V. E, et al. Novel microencapsulated liquid fire extinguishers with a nanomodified microcapsule shell[J]. Polym. Sci. Ser. B, 2014, 56（4）: 512–519.

[14] YU S, WANG X, WU D. Microencapsulation of n−octadecane phase change material with calcium carbonate shell for enhancement of thermal conductivity and serving durability: synthesis, microstructure, and performance evaluation[J]. Appl. Energy, 2014, 114（feb.）: 632–643.

[15] KHAKZAD F, ALINEJAD Z, SHIRIN−ABADI A.R, et al. Optimization of parameters in preparation of PCM microcapsules based on melamine formaldehyde through dispersion polymerization[J]. Colloid Polym. Sci., 2014, 292（2）: 355–368.

[16] Konuklu Y, Unal M, Paksoy H O. Microencapsulation of caprylic acid with different wall materials as phase change material for thermal energy storage[J]. Sol. Energy Mater. Sol. Cells, 2014, 120: 536–542.

[17] WANG Y, ZHANG Y, XIA T, et al. Effects of fabricated technology on particle size distribution and thermal properties of steariceicosanoic acid/polymethylmethacrylate nanocapsules[J]. Sol. Energy Mater. Sol. Cells, 2014, 120（1）: 481–490.

[18] 武卫莉, 李江坤. 硅橡胶包覆十八烷/聚（St-MMA）储能微胶囊复合材料制备及热性能[J]. 高分子通报, 2017（1）: 71–77.

[19] 朱建平, 侯欢欢, 田梦迪, 等. 相变微胶囊制备方法研究进展[J]. 化工新型材料, 2016, 44（8）: 1–3.

[20] 宋晓秋, 刘钦矿, 段玉萍, 等. 安全脲醛树脂相变微胶囊制备及性能[J]. 高分子材料科学与工程, 2015, 31（7）: 129–134.

[21] 张秋香，陈建华，陆洪彬，等. 纳米二氧化硅改性石蜡微胶囊相变储能材料的研究 [J]. 高分子学报，2015（6）：692–698.

[22] 闫东，杨文芳，余绍琦，等. 建筑膜材用储能微胶囊的制备及应用 [J]. 新型建筑材料，2014（5）：78–81.

[23] 黄全国，杨文彬，张凯，等. 聚苯乙烯 / 石蜡相变储能微胶囊的制备和表征 [J]. 功能材料，2014，45（13）：13131–13134.

[24] RAYLEIGH L. On the pressure developed in a liquid during the collapse of a spherical cavity[J]. Philos. Mag.，1917，34：94–98.

[25] SUSLICK K S. Sonochemistry[J]. Science，1990，247：1439–1445.

[26] SUSLICK K S，HARNMERTON D A，CLINE R E. The sonochemical hot spot[J]. J. Am. Chem. Soc.，1986，108：5641–5642.

[27] ALKAN C，SARI A，KARAIPEKLI A，et al. Preparation，characterization and thermal properties of microencapsulated phase change material for thermal energy storage[J]. Sol. Energy Mater. Sol. Cells，2009，93：143–147.

[28] OOI S. K，BIGGS S. Ultrasonic initiation of polystyrene latex synthesis[J]. Ultrason. Sonochem.，2000，7:125–133.

[29] GILBERT K M，MICHAEL A B，DENNIS C P，et al. Light scattering characterization of polystyrene latex with and without adsorbed polymer[J]. Coll. Surf. A：Physiochem. Eng. Aspects，2002，202：9–21.

[30] TORZA S，MASON S G. Three–phase interactions in shear and electrical fields[J]. J. Colloid Interface Sci.，1970，33（1）：67–83.

[31] 范克雷维伦. 聚合物的性质 [M]. 许元泽，赵得禄，吴大诚，译. 北京：科学出版社，1981.

第3章 微波辅助原位包覆聚合制备
脲醛树脂／月桂醇相变储能微胶囊

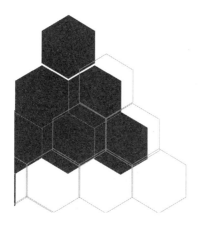

3.1　引言

1986 年，Gedye 和 Giguere 研究小组首次提出采用微波加热的方法进行并加速有机化学反应 [1]。近些年来，将微波作为热源用于各种化学反应得到了深入的研究，也因此建立了一个全新的研究领域：微波辅助有机合成（microwave assisted organic synthesis，MAOS）和微波辅助高分子合成（microwave assisted polymer synthesis，MAPS）[2-13]。

大多数情况下，相比传统合成方法，MAOS 可极大地减少反应时间，提高反应产率。此外，微波化学反应过程中产生的副产物较少，因而产物纯度较高 [14-18]。介电加热是微波加热的基础，具有永久偶极矩的分子会沿所施加的电磁场方向产生摩擦、旋转、碰撞，最终产生非常快速和均匀的加热。此外，对微波加热来说，其存在 个因极性中间体特定加热产生的"非热效应"。"非热效应"可以改善化学反应的选择性，使传统加热方式下不能发生的反应得以实现 [19]。微波化学正是基于上述的"热效应"和"非热效应"使化学反应的副反应减少、产物纯度增加、反应产率提高。

前期文献调研结果显示，除了本组工作以外，迄今尚未发现利用微波化学技术制备聚合物相变储能微胶囊的相关报道。本章采用微波辅助原位包覆聚合法制备了脲醛树脂／月桂醇相变储能微胶囊（UF/LA–PCESMs），为聚合物相变储能微胶囊的制备提供了一种简便、高效、绿色的技术手段。

3.2　实验部分

3.2.1　实验原料

主要原料的规格和来源如表 3.1 所示。

表3.1　实验原料

名　称	规　格	来　源
尿素 [CO(NH$_2$)$_2$]	分析纯	天津光复化学品有限公司
甲醛（HCHO）	分析纯	天津光复化学品有限公司
三乙醇胺（TEA）	分析纯	天津光复化学品有限公司
月桂醇（LA）	分析纯	天津光复化学品有限公司
吐温 20	分析纯	国药集团化学试剂有限公司
司盘 80	分析纯	国药集团化学试剂有限公司
盐酸（HCl）	分析纯	天津光复化学品有限公司
甲醇（CH$_3$OH）	分析纯	天津光复化学品有限公司
去离子水	电阻率（25 ℃）>18 MΩ·cm	实验室自制

3.2.2　实验仪器和设备

实验中用到的主要仪器和设备如表 3.2 所示。

表3.2　实验仪器和设备

名　称	型　号	生产厂家
数显高速分散均质机	AD200L–H	上海昂尼仪器仪表有限公司
数显机械搅拌器	IKA RW20	德国 IKA 公司
冷冻干燥机	LGJ–1	巩义市予华仪器有限责任公司
台式高速离心机	H2050R	湘仪离心机仪器有限公司
马尔文粒度分析仪	Nano ZS–90	英国马尔文公司
红外光谱仪	Nicolet–560	美国尼高力公司
扫描电子显微镜	JSM–5900LV	日本电子
透射电子显微镜	JEM–100CX	日本电子
原子力显微镜	Nanoscope Multimode Explore	美国 Vecco 公司
差示扫描量热仪	Q20	美国 TA 公司
X 射线光电子能谱仪	Thermo Scientific Escalab 250Xi	美国 Themo Fisher 公司

3.2.3　实验装置

本实验中使用的设备为 Discover 聚焦耦合单模微波合成仪（频率为 2 450 MHz，功率为 300 W，美国 CEM 公司）；MAS–II 微波合成系统（频率为 2 450 MHz，功率为 0 ~ 1 000 W，上海新仪微波化学科技有限公司）。聚合反应过程中，采用恒温循环水浴保证反应温度恒定。

3.2.4　微波辅助原位包覆聚合制备脲醛树脂 / 月桂醇相变储能微胶囊

采用微波辅助原位包覆聚合法在水包油乳液中完成脲醛树脂 / 月桂醇相变储能微胶囊的制备：

将 3.0 g 尿素于室温磁力搅拌条件下溶于 7.1 g 甲醛水溶液，采用三乙醇胺调节 pH 至 8.5 后，升温至 82 ℃，在 400 r/min 的额定转速下反应 60 min 得到脲醛树脂预聚物。随后，将 0.67 g 司盘 80 和吐温 20（质量比为 1.0 ∶ 1.9）、16.86 g 月桂醇在 45 mL 去离子水中以 4 000 r/min 的额定转速搅拌 30 min，形成均匀液体。在微波合成系统中，逐滴加入脲醛树脂预聚物进行反应，系统参数如下：温度为 60 ℃，时间为 15 min，功率为 300 W，搅拌速率为 600 r/min。

完成之后，将 0.1 g 间苯二酚加入上述体系，并用盐酸将 pH 调节至 2.5。继续在 70 ℃ 条件下反应 20 min，参数调整如下：功率 500 W，搅拌速率 400 r/min。反应结束后得到脲醛树脂 / 月桂醇相变储能微胶囊。

将部分乳液置于冰箱中冻实，以甲醇破乳、过滤、洗涤、冷冻干燥，用于表征 FTIR 和 DSC；另取部分乳液直接用于 DLS、SEM、TEM 和 AFM 表征。

3.2.5　测试与表征

1. 傅里叶变换红外光谱（FTIR）分析

采用 Nicolet–560 红外光谱仪，对脲醛树脂 / 月桂醇相变储能微胶囊进行分析。将微胶囊与 KBr 研磨压片，测试分辨率为 2 cm⁻¹，扫描次数为 20 次，扫描范围为 500 ~ 4 000 cm⁻¹。

2. 动态光散射（DLS）分析

利用 DLS 对脲醛树脂 / 月桂醇相变储能微胶囊进行粒径、粒径分布分析。光子相关光谱仪（PCS，美国 Brookhaven 公司）：光度计型号——BI-

200SM，相关器型号——BI-9000AT，氩离子激光器（Coherent）型号——Innova 304，波长（λ）为 532 nm，单线功率为 1 W。测试在直径为 10 mm 的圆形石英光散射比色皿上进行，测试角度为 90°，温度为 298 K。

3. 扫描电子显微镜（SEM）分析

采用 JSM–5900LV 型扫描电子显微镜（日本电子株式会社）表征脲醛树脂/月桂醇相变储能微胶囊的表面形貌。使用 EMS 550（Electron Microscopy Sciences）溅射单元对样品进行喷金处理，将喷金后的 UF/LA–PCESMs 放置在高真空度的腔室中，在 10 kV 电压下观察其表面形貌特征。

4. 透射电子显微镜（TEM）分析

采用 JEM–100CX 型透射电子显微镜（日本电子株式会社）于室温下观察脲醛树脂/月桂醇相变储能微胶囊的形貌。先将一小滴乳液用去离子水稀释，再置于 400 目（1 目 =1 孔 /25.4 mm）碳膜铜网上，在空气中自然干燥后观察，测试电压为 80 kV。

5. 原子力显微镜（AFM）分析

采用 Nanoscope Multimode Explore 型原子力显微镜（美国）获得脲醛树脂/月桂醇相变储能微胶囊的三维立体形貌。将 2 ～ 3 滴聚合物乳液用去离子水稀释一定倍数，旋涂于洁净的石英片上，空气中自然干燥，使用 Doped Si 探针，在 "tapping" 模式下获得 AFM 图像，最大水平扫描范围为 125 μm × 125 μm。

6. 差示扫描量热（DSC）分析

采用 Q–20 型差示扫描量热仪（美国 TA 公司）对月桂醇、脲醛树脂、脲醛树脂/月桂醇相变储能微胶囊的热性能（储能潜热、熔点）进行分析。DSC 的测试条件如下：氮气流速 50 mL/min，升、降温速率均为 10℃ /min，样品从 0 ℃升温到 50 ℃，再从 50 ℃降温至 0 ℃。通过分析升、降温曲线，可获得脲醛树脂/月桂醇相变储能微胶囊的热性能。

7. XPS 分析

采用 Thermo Scientific Escalab 250Xi 型光电子能谱仪，分析超声辐照原位包覆聚合制备的聚甲基丙烯酸甲酯/硬脂酸相变储能纳米胶囊的表面元素及组成。Al X–ray source（hv = 1 486.6 eV，管电压 15 kV，管电流 12 mA，功率 180 W，diameter beam spot = 500 μm）。

8. 相变材料包覆率的测定

相变材料的包覆率根据聚甲基丙烯酸甲酯／硬脂酸相变储能纳米胶囊与纯相变材料的焓值来计算，具体如下列方程所示[20]：

$$包覆率（\%）=\left(\Delta H_{\text{UF/LA-PCESMs}}-\Delta H_{\text{UF}}\right)/\Delta H_{\text{LA}}\times100 \qquad （3-1）$$

式中，$\Delta H_{\text{UF-PCESMs}}$ 为脲醛树脂／月桂醇相变储能微胶囊的相变焓，ΔH_{UF} 为脲醛树脂的相变焓，ΔH_{LA} 为月桂醇的相变焓。

3.3　结果与讨论

3.3.1　微波辅助原位包覆聚合反应的主要影响因素

微波辅助原位包覆聚合反应的影响因素很多，主要有微波功率、微波时间、均化速率、乳化剂种类和乳化剂用量等，本章将分别展开讨论。对比第二章实验内容，对于微波功率、微波时间，主要考察其对相变材料包覆率的影响；而对于均化速率、乳化剂种类和乳化剂用量，则直接考察其对相变储能微胶囊储能潜热的影响。

1. 微波功率对相变材料包覆率的影响

如图 3.1 所示，微波功率对相变材料包覆率有明显的影响。当微波功率为 100 W 时，微波辅助原位包覆聚合反应的包覆率最低，仅为 55.2%；当微波功率为 300 W 时，聚合反应包覆率可达 75.0%；继续增加微波功率，聚合反应包覆率不再上升，甚至有轻微下降。这是因为微波是一种电磁波，功率的大小可以调控介质中反应物分子之间的"有效"碰撞概率。当微波功率太低时，反应物分子的"有效"碰撞概率低，以至于聚合反应不完全，脲醛树脂相对分子质量偏低，不能形成对月桂醇的有效封装，这与第二章中图 2.30 中的情形相似。而当微波功率增大时，反应物分子间的这种"有效"碰撞概率也相应增加，导致脲醛树脂相对分子质量变大，因而对月桂醇的封装效果变好，最终聚合反应对月桂醇的包覆率增加。但当微波功率达到 300 W 以上时，这种"有效"碰撞已达上限，因而继续增加功率也不会使包覆率持续上升。

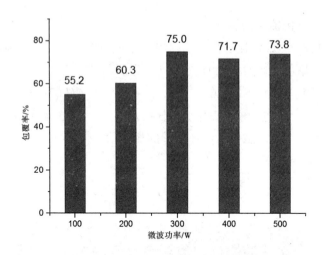

图 3.1　不同微波功率下微波辅助原位聚合反应的包覆率

2. 微波时间对相变材料包覆率的影响

　　微波作用时间对微波辅助原位聚合反应包覆率的影响如图 3.2 所示。当微波作用时间少于 10 min 时，相变材料包覆率几乎为零，这说明在微波反应前期，逐步聚合所形成的脲醛树脂相对分子质量很小，不足以完成对月桂醇芯材的包覆。但当微波作用时间超过 10 min 后，相变材料包覆率显著增加，超过 35 min 以后，微波时间对聚合反应包覆率的影响可以忽略，此时包覆率基本恒定。这说明此时微波辅助原位包覆聚合反应已经完成，脲醛树脂的相对分子质量较大，且基本保持不变，均已迁移到月桂醇芯材表面完成了对其的有效包覆。而在常规原位聚合制备脲醛树脂类反应中，聚合时间一般需要 3 h 左右。显然，与传统加热方法相比，微波辅助聚合的突出特点是诱导期短、聚合反应速率快，可以大大缩短反应时间，减少了能耗，是一种简便、高效、绿色的制备聚合物相变材料的新方法。

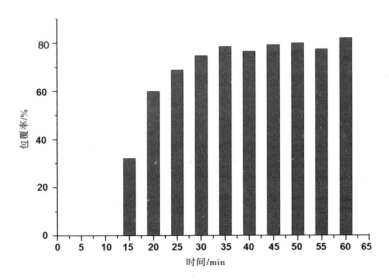

图 3.2　不同微波作用时间下微波辅助原位聚合反应的包覆率

3. 均化速率对微胶囊储能潜热的影响

在聚合体系乳化过程中，如果单纯向油水体系加入表面活性剂作为乳化剂而不施以机械力，那么油水两相就始终不会发生"自乳化"，因此乳化设备对乳状液的形成起着至关重要的作用。在制备乳状液时，分散相内部的黏应力和表面张力的存在阻碍了液滴的分散，只有当乳化设备提供的剪切应力大于分散相内部的黏应力和表面张力之和时，液滴才会不断分裂变小。而乳化剂的表面吸附使分散相液滴形成了机械的、空间的或电性的障碍，避免了液滴间的聚结和靠拢。

图 3.3 是不同均化速率下制备的微胶囊的储能潜热情况。由图可知，随着均化速率的增加，微胶囊的储能潜热先增加后减小，当均化速率为 3 000 r/min 时，微胶囊的相变潜热达到峰值，此时封装在微胶囊中的月桂醇最多。原因在于，随着均化速率的增加，剪切作用变大，乳化分散效果提高，分散相液滴的粒径变小而导致其具有更大的比表面积，使乳化剂的亲油基在芯材物质月桂醇表面排列得更加完整有序，从而增加了乳化液滴与脲醛树脂预聚体的接触面积，更多的预聚体在其表面发生聚合，自然封装在微胶囊中的月桂醇也更多。而当均化速率超过 3 000 r/min 时，过高的剪切速率使预先形成的小液滴的界面膜强度降低，易于破裂，液珠的稳定性下降，最终造成封装在微胶囊中的月桂醇较少，微胶囊的储能潜热降低。

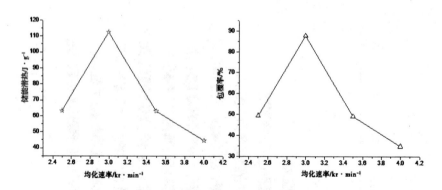

图3.3 均化速率对微波辅助原位聚合反应储能潜热和包覆率的影响

（乳化剂：Tween20/Span80，HLB=14）

4. 搅拌速率对微胶囊储能潜热的影响

图3.4是不同搅拌速率下微波辅助原位包覆聚合制备的脲醛树脂／月桂醇相变微胶囊的储能潜热值。作为相变材料，月桂醇的相变温度为23.83 ℃，储能潜热为203.8 J/g。当相变芯材与壁材质量比为3∶1时，在不同搅拌速率下制备得到的相变微胶囊的相变温度与月桂醇的相转变温度非常接近，表明脲醛树脂本身有较好的传热性能，可以使芯材月桂醇在微胶囊化后保持相转变区间波动幅度不大。然而，微胶囊的储能潜热却随着搅拌速率的不同出现很大的差别，随着搅拌速率由200 r/min上升至800 r/min，微胶囊的储能潜热不断增加。

继续考察微胶囊对相变材料的封装效果可以发现，按照芯材／壁材投料比来看，若月桂醇被脲醛树脂完全包裹，那么微胶囊的理论储能潜热为150 J/g左右。而在我们的聚合反应中，当搅拌速率为800 r/min时，聚合物微胶囊的储能潜热已达137.0 J/g（表3.3），据此推算出微波辅助原位包覆聚合制备的脲醛树脂／月桂醇相变储能微胶囊对芯材的包覆率达到82.5%。

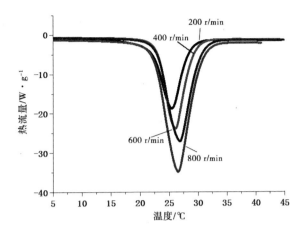

图 3.4　不同搅拌速率下 UF/LA-PCESMs 的 DSC 曲线

表3.3　DSC测试中UF/LA-PCESMs的相关数据

	相变初始温度 /°C	峰值温度 /°C	储能潜热 /J·g⁻¹
200 r/min	21.87	25.32	67.27
400 r/min	22.74	25.90	95.25
600 r/min	22.90	26.75	109.70
800 r/min	22.44	26.54	137.00

5.乳化剂种类对微胶囊储能潜热的影响

乳状液的形成过程（乳化过程）主要依靠乳化作用。这是一种界面作用，当一种分散体系由油和水互不相溶的相组成时，两相间界面面积会显著增加，体系界面能亦是如此，因而体系不稳定。为得到有一定稳定性的乳状液，添加乳化剂就显得尤为重要。乳化剂的选择方法最常用的是亲水亲油平衡（hydrophilic-lipophile balance，HLB）法，HLB 值表明了乳化剂同时对水和油的相对吸引作用：HLB 值高，表示其亲水性强；HLB 值低，表示其亲油性强。当两相界面上乳化剂分子越来越多后，其在界面上定向排列，导致界面张力逐渐降低。在界面吸附饱和后，乳化剂分子无法在界面继续富集，此时界面张力降至最低，形成紧密排列的单分子膜，建立稳定的双电层。疏水性的月桂醇乳化形成 O/W 型乳液所需的 HLB 值为 14，由单一类型乳化剂形成的界面膜强度较低，体系的稳定性差；而使用复合类型乳化剂，其效果要明显好于前者，稳定性将大幅提升。本实验中将非离子型乳化剂月桂醇聚氧乙烯醚（Tween-20）和失水山梨醇单油酸酯（Span 80）复配，由于 Tween 20 亲水性强、Span 80 亲油性强，因此两类乳化剂的疏水基在界面膜中排列得更为紧密，从而增加了界面膜的机械强度及乳液稳定性，相应地，聚合物微胶囊的储能潜热也会得到改善，如表3.4 所示。

采用不同的乳化剂制备的 UF/LA-PCESMs 的 DSC 曲线如图 3.5 所示。

表3.4　乳化剂种类对UF/LA-PCESMs相变温度和储能潜热的影响

乳化剂类型	HLB 值	储热性能	
		相变温度 /℃	储能潜热 /J·g^{-1}
Brij56	12.9	22.77	139.2
OP-10	14.5	19.83	98.54
SDS	12.3	21.61	62.08
Tween20/Span80	14	22.82	125.7
Tween20/Span80	12	22.65	138.3
Tween20/Span80	15	22.67	136.4
Tween20/Span80	16	22.54	116.8
Tween20/Span80	13	22.72	82.45

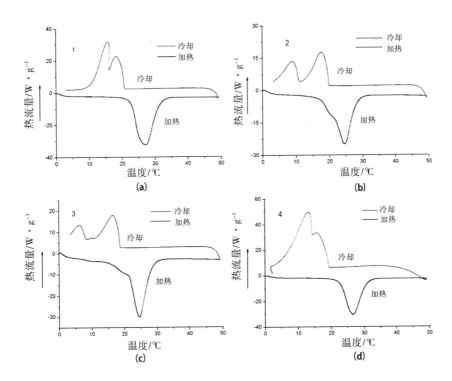

1—鲸蜡醇聚氧乙烯醚，Brij56，2—乳化剂 OP-10；3—十二烷基硫酸钠，SDS；
4—Tween-20 和 Span-80 复配体系。

图 3.5　采用不同乳化剂制备的 UF/LA-PCESMs 的 DSC 曲线

6. 乳化剂用量对微胶囊储能潜热的影响

乳化剂用量直观反映了乳化剂在溶液中的浓度。当溶液中的乳化剂浓度极低时，油水界面张力下降不多；但稍微增加乳化剂的浓度时，憎水基因受水的排斥作用，力图将整个分子拉至界面，而亲水基的作用相反，故界面张力急剧下降。随着乳化剂浓度进一步增大，表面吸附达到饱和，呈现紧密排列的凝聚膜，此浓度即乳化剂的临界胶束浓度（CMC）。自 CMC 后，溶液中开始出现大量胶团，界面张力降至最低。若继续增加乳化剂浓度，界面张力亦不再下降，此时溶液中增加的只是胶团的数目和聚集数而已 [21-22]。

若以水溶液的表面张力为横坐标，乳化剂的对数浓度为纵坐标作图，可得图 3.6 的 γ-lg$c$ 曲线。由曲线可知，随着乳化剂浓度的增加，表面层吸附量逐渐增大，表面张力逐渐下降。当浓度达到 CMC 时，开始形成胶团。浓度超过 CMC，表面张力基本不再变化，即 γ-lg$c$ 曲线出现平台。

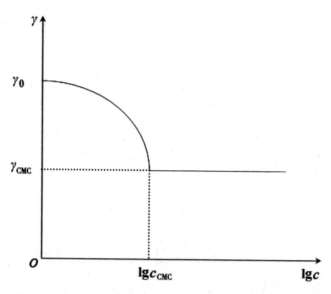

图 3.6 表面活性剂的表面张力 - 浓度对数曲线

图 3.7 比较了乳化剂的用量（以单体质量计）对微胶囊相变储能潜热及包覆率的影响。由图可知，当乳化剂用量小于 3.5 wt%（以单体质量计）时，微胶囊的相变储能潜热及包覆率随着乳化剂用量的增加而增加；当乳化剂的用量达到 3.5 wt% 时，相变材料包覆率达到 81.1%，相变潜热达到 124.0 J/g，均为最大值。继续增加乳化剂用量，相变潜热和包覆率却呈现下降趋势。原因在于，当乳化剂用量较低时（浓度较小），不相混溶的油相和水相在机械剪切作用下界面积大大增加，导致某一相以小球状分散在另一相中，产生暂时的乳状液，其稳定性较差。因两相间界面分子能量高于内部分子，小液滴有自动降低能量的倾向，会相互聚集以缩小界面面积，结果使脲醛树脂预聚体很难在芯材表面吸附以进一步聚合，使自然微胶囊包覆率降低。进一步增加乳化剂用量，界面膜的强度提高，乳液的稳定性增加，其吸附树脂预聚体的能力增强，包覆率也随之上升。但过犹不及，若乳化剂用量过多，其浓度超过临界胶束浓度，导致分散相芯材已无法吸附全部乳化剂分子时，过量的乳化剂吸附壁材则会形成不规则的实心颗粒，减少包覆芯材的壁材总量，从而使微胶囊封装效率降低。

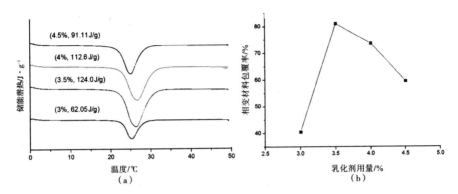

图 3.7　乳化剂用量对微胶囊储能潜热和包覆率的影响

综合上述实验结果，确定微波辅助原位包覆聚合制备脲醛树脂／月桂醇相变储能微胶囊的较优实验参数如下：微波功率 300 W、微波时间 35 ～ 45 min、均化速率 3 000 r/min、搅拌速率 800 r/min、乳化剂为 Tween20/Span80 复合乳化剂（HLB=12）、乳化剂用量为 3.5 wt%。在此反应条件下，制备得到了脲醛树脂／月桂醇相变储能微胶囊。

3.3.2　脲醛树脂／月桂醇相变储能微胶囊的表征

1.FTIR 分析

月桂醇、脲醛树脂和采用微波辅助原位包覆聚合法制备得到的脲醛树脂／月桂醇相变储能微胶囊的红外光谱如图 3.8（曲线 1 ～ 3）所示。其中，曲线 1 为月桂醇的红外光谱，波数为 2 925 cm^{-1} 和 2 854 cm^{-1} 处的特征吸收峰对应亚甲基中 C—H 键的伸缩振动，波数为 734 cm^{-1} 处的吸收峰对应亚甲基中 C—H 键的面内摇摆振动，波数为 1 466 cm^{-1} 处的强吸收峰和 1 378 cm^{-1} 处的弱吸收峰对应甲基官能团中 C—H 键的弯曲振动，波数为 1 058 cm^{-1} 处的吸收峰对应伯醇的 C—O 伸缩振动。曲线 2 为脲醛树脂的红外光谱，其中波数为 1 647 cm^{-1} 处的吸收峰对应 C＝O 双键的伸缩振动，波数为 1 554 cm^{-1} 处的吸收峰对应 N—H 键的伸缩振动，而波数为 1 256 cm^{-1} 和 1 171 cm^{-1} 处则对应 C—N 键伸缩振动的典型吸收峰。综合曲线 1 和曲线 2 不难看出，曲线 3 中囊括了月桂醇和脲醛树脂的特征吸收峰。因此可以得出结论，采用微波辅助原位包覆聚合法成功制备了脲醛树脂／月桂醇相变储能微胶囊。

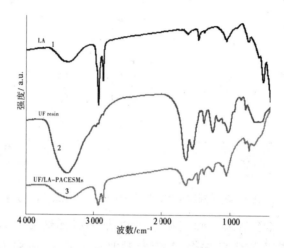

图 3.8　LA、UF resin 和 UF/LA-PCESMs 的红外谱图

2. DLS 分析

微波辅助原位包覆聚合反应结束后，用去离子水将乳液稀释至合适浓度进行 DLS 测试。脲醛树脂／月桂醇相变储能微胶囊的粒径和分布如图 3.9 所示。微胶囊的平均粒径约为 $170 \sim 180$ nm，多分散度指数（PDI）为 0.010，这个数值很小（远小于 0.2），说明通过该方法制备的脲醛树脂微胶囊非常均匀，呈单分散分布。此外，相关函数是研究 PCS 波动现象的统计学方法，从图 3.10 可以看出，测量得到的基线和计算出的基线几乎完全重合，也就是说，样品具有极高的光学纯度，测量结果可信。

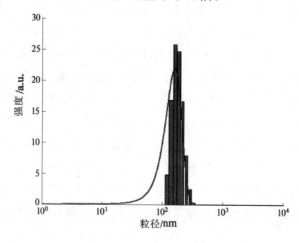

图 3.9　UF/LA-PCESMs 的粒径分布图

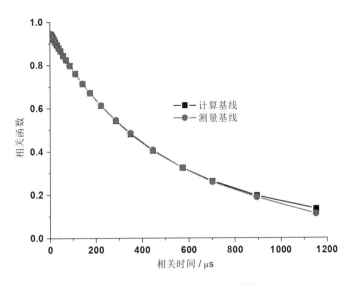

图 3.10　DLS 相关函数拟合曲线

3. TEM 分析

图 3.11 为微波辅助原位包覆聚合制备的脲醛树脂／月桂醇相变储能微胶囊的 TEM 照片，可以看出，微胶囊具有清晰的球形外貌，并呈单分散分布，其直径约为 140～150 nm。此外，聚合物微胶囊的表面非常光滑，彼此之间完全没有黏结现象出现。此 TEM 表征结果与 DLS 测试结果高度一致。

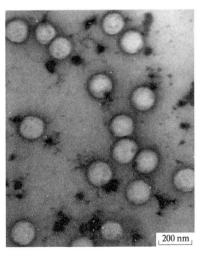

图 3.11　微波辅助原位包覆聚合反应制备 UF/LA-PCESMs 的 TEM 照片

在微波辅助原位包覆聚合反应发生前，尿素和甲醛在水相中反应生成了低相对分子质量的预聚物。微波反应开始后，预聚物相对分子质量逐渐增大，脲醛树脂在月桂醇和水的界面处发生沉积。随着聚合反应的进行，聚合物交联度增加，形成了微胶囊的壳层，该壳层的形成（本体脲醛树脂的凝胶化）归因于疏水性溶胶的絮凝，即随着相对分子质量的增加，脲醛树脂会从油滴中沉淀出来[23]。因此不难理解，聚合物微胶囊之所以具有光滑的表面，就是低相对分子质量预聚物在月桂醇/水界面处沉积的结果。

4. SEM 分析

图 3.12 为微波辅助原位包覆聚合制备的脲醛树脂/月桂醇相变储能微胶囊的 SEM 照片。图中可观察到大量的相变储能微胶囊，也清晰展示了其三维结构。可以看到，大部分微胶囊为具有均匀直径的微球，其壳结构无孔、致密、表面相对光滑，与 TEM 表征结果一致。图中还可以观察到部分微胶囊发生了变形、扭曲，这是由样品的喷金和干燥过程所致，也正是这样的处理导致了一些微胶囊的破裂。有趣的是，正是这些破裂的结构使我们能够观察到微胶囊的壳核结构以及壳层厚度，约为 10 nm。此外，基于上述原因，一些相变储能微胶囊互相之间被黏结起来，以至于其分散性在 SEM 照片中看起来不如 TEM 照片中的效果好。SEM 结果显示，脲醛树脂/月桂醇相变储能微胶囊的尺寸约为 150 nm。

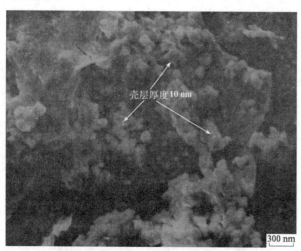

图 3.12　微波辅助原位包覆聚合反应制备 UF/LA-PCESMs 的 SEM 照片

5. AFM 分析

图 3.13 分别为脲醛树脂/月桂醇相变储能微胶囊在新制云母片上成膜

干燥后轻敲模式下进行 AFM 测试的表面形貌图和相图。在轻敲模式测试中，可以通过检测相位角（驱动微悬臂探针振动的信号源的相位角与微悬臂探针实际振动的相位角）之差（相移）的变化用以成像，从而得到材料表面的形貌图和相位图。

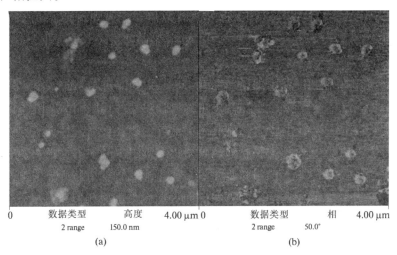

| 0 | 数据类型 | 高度 | 4.00 μm | 0 | 数据类型 | 相 | 4.00 μm |
| | 2 range | 150.0 nm | | | 2 range | 50.0° | |

(a)　　　　　　　　　　　　　　(b)

图 3.13　微波辅助原位包覆聚合反应制备 UF/LA-PCESMs 的 AFM 照片

从 AFM 的表面形貌图中可以看到，微波辅助原位包覆聚合法制备的脲醛树脂 / 月桂醇相变储能微胶囊呈现出清晰的球形外貌。与 SEM 和 TEM 相比，AFM 的样品制备过程更复杂，要求也更为苛刻。因此，图中可看到一些微胶囊的聚集体。尺寸上，可以测出脲醛树脂 / 月桂醇相变储能微胶囊的平均粒径约为 150 nm，此结果与 SEM 和 TEM 表征结果高度一致。而在相图中，因其化学成分和链长的差异，脲醛树脂外壳（壁）与月桂醇内核（芯）的相位差（软硬对比）非常明显，因此在脲醛树脂与月桂醇形成的相变储能微胶囊的相位图上可以看到明显的明暗对比，这也进一步证实月桂醇完成了在脲醛树脂壳中的封装。

6. DSC 分析

图 3.14 展示了脲醛树脂、月桂醇和微波辅助原位包覆聚合制备的脲醛树脂 / 月桂醇相变储能微胶囊的 DSC 热分析图谱。通过 DSC 测试，得到了上述样品的热性能，如起始转变温度（T_{onset}）、峰值温度（T_{peak}）和储能潜热（ΔH_{latent}）。从 DSC 曲线可以看出，月桂醇的 T_{onset}、T_{peak} 和 ΔH_{latent} 分别为 23.57 ℃、26.90 ℃和 207.0 J/g；脲醛树脂的上述参数分别为 18.41 ℃、

20.75 ℃和 0.73 J/g；而脲醛树脂 / 月桂醇相变储能微胶囊的上述参数又分别为 22.64 ℃、26.84 ℃和 156.0 J/g。被封装的月桂醇在与以上数据类似的温度范围内发生相转变。然而，UF/LA-PCESMs 的 T_{onset} 和 T_{peak} 值均比纯核材（月桂醇）低。因此，从上述所得数据中可以理解，因核材周围存在的高分子壳的封装，导致 UF/LA-PCESMs 的 ΔH_{latent} 同样低于月桂醇。

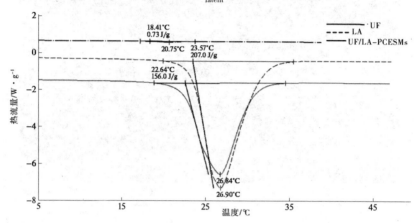

图 3.14　UF、LA 和 UF/LA-PCESMs 的 DSC 曲线

将图 3.14 中的相变焓数据代入相关公式计算得出，此微波辅助原位包覆聚合反应中月桂醇的包覆率是 75.0%。

7. XPS 分析

采用 XPS 对月桂醇、脲醛树脂和脲醛树脂 / 月桂醇相变储能微胶囊进行表面元素及其组成分析，结果如图 3.15～图 3.23 和表 3.5 所示。

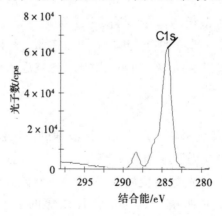

图 3.15　LA 的 C1s 结合能曲线

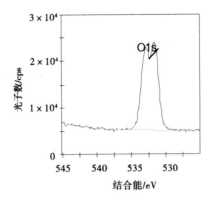

图 3.16　LA 的 O1s 结合能曲线

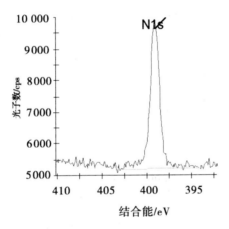

图 3.17　LA 的 N1s 结合能曲线

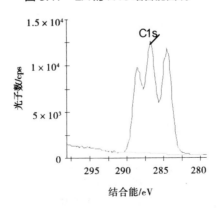

图 3.18　UF 的 C1s 结合能曲线

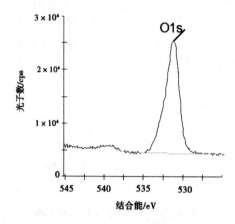

图 3.19　UF 的 O1s 结合能曲线

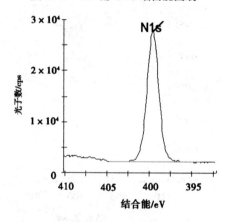

图 3.20　UF 的 N1s 结合能曲线

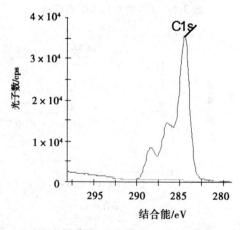

图 3.21　UF/LA-PCESMs 的 C1s 结合能曲线

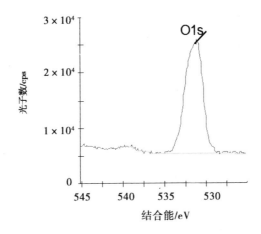

图 3.22　UF/LA-PCESMs 的 O1s 结合能曲线

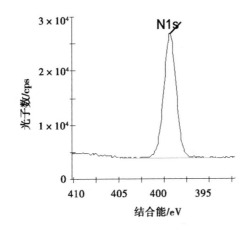

图 3.23　UF/LA-PCESMs 的 N1s 结合能曲线

表3.5　LA、UF与UF/LA-PCESMs的C1s、O1s、N1s结合能数据

	元素	结合能 /eV
	C1s	284.41
LA	O1s	532.33
	N1s	399.06
	C1s	286.89
UF	O1s	531.26
	N1s	399.56
	C1s	284.52
UF/LA-PCESMs	O1s	531.39
	N1s	399.31

由图 3.15～图 3.23 及表 3.5 中的情形可知，与第二章中 PMMA 包覆 SA 显著不同的是，与 LA 中 O1s 的结合能相比，UF/LA-PCESMs 中 O1s 的结合能显著下降。前文我们提到，一般情况下，吸附和其他物理结构变化对芯材表面功函数影响较小，反映在结合能上的变化不大，通常都在 0.4 eV 以内。而若超出此值，则很可能包覆主客体之间发生了更为强烈的相互作用。在本章中，作为包覆壁材的脲醛树脂中包含有大量的—C＝O 和—OH，二者均可与相变芯材月桂醇产生诸如氢键等相互作用；此外，微波辅助原位包覆聚合中微波还具有非热效应，二者均会使 O1s 的结合能发生显著变化。

表 3.6 进一步给我们提供了有关包覆情况的重要信息。微波辅助原位包覆聚合反应前后，C 元素含量下降，而 O 元素、N 元素含量则大幅上升。对纯 LA 而言，C/O 值为 6.06；对 UF 而言，C/O 值较低，为 2.88；而 UF/LA-PCESMs 的 C/O 值则为 4.26，这充分说明相变物质 LA 的确被 UF 包覆，从而使 UF/LA-PCESMs 表面的含 C 量低于相变芯材，而含 O 量和含 N 量却显著上升。这与其他表征结果结论一致。

表3.6　LA、UF与UF/LA-PCESMs中的C、O、N元素含量

	元素含量 /%			
	C	O	N	C/O
LA	83.41	13.77	2.83	6.06
UF	53.39	18.52	28.09	2.88
UF/LA-PCESMs	66.37	15.57	18.06	4.26

3.4　本章小结

本章利用微波化学手段制备了脲醛树脂 / 月桂醇相变储能微胶囊，拓展了微波化学在聚合物相变储能材料领域的应用，主要结论如下：

（1）在微波辅助原位包覆聚合反应中，微波功率对相变材料包覆率（相变储能潜热）有显著影响，功率过高或过低均不能得到较高的包覆率。在实验范围内，当微波功率为 300 W 时效果最佳；微波技术可显著缩短聚合反应时间，当反应时间为 35 min 时，微波辅助原位包覆聚合反应包覆率可达 80%；乳化均化速率对相变材料包覆率影响明显，过高或过低均不利于提升

包覆率，当均化速率为 3 000 r/min 时微胶囊储能潜热达到峰值；搅拌速率对微胶囊储能潜热有显著影响，随搅拌速率增加，储能潜热上升，当搅拌速率为 800 r/min 时微胶囊储能潜热达到峰值；与单一乳化剂相比，复合乳化剂在提高界面膜机械强度和乳液稳定性方面更具优势，因而有利于提高相变微胶囊的储能潜热；乳化剂用量对聚合物微胶囊储能潜热的影响呈现先增加后减小趋势，当其用量为单体的 3.5 wt% 时效果最佳。

（2）对脲醛树脂／月桂醇相变储能微胶囊进行表征。DLS 结果显示，微胶囊粒径为 170 ～ 180 nm，且单分散性能优异。TEM、SEM 和 AFM 观察了微胶囊的形貌，外壳结构无孔、致密，表面光滑，壳层厚度约为 10 nm。DSC 结果显示，脲醛树脂／月桂醇相变储能微胶囊的初始相转变温度、峰值温度和储能潜热分别为 22.64 ℃、26.84 ℃ 和 156.0 J/g，对相变芯材月桂醇的包覆率达到 75%。XPS 结果显示，微波辅助原位包覆聚合反应前后，C 元素含量下降，而 O 元素含量则大幅上升。通过 C/O 值的变化，证实了脲醛树脂壁材对月桂醇相变芯材的包覆。

（3）微波辅助制备脲醛树脂／月桂醇相变储能微胶囊实验结果证明，微波化学应用于功能材料的制备简便、高效、节能，是一种"绿色"制备技术，为相关领域科学研究工作提供了借鉴思路。

参考文献

[1] GEDYE R, SMITH F, WESTAWAY K, et al. The use of microwave ovens for rapid organic synthesis[J]. Tetrahedron. Lett., 1986, 27（3）: 279-282.

[2] 曲仁渝, 陈念, 刘玉超, 等. 微波辅助下高效合成功能性 6- 芳基水杨酸类衍生物 [J]. 有机化学, 2017, 37（5）: 1266-1272.

[3] 卢言菊, 赵振东, 陈玉湘, 等. 多官能度松香聚合单体的微波辅助合成与 UV 光固化性能 [J]. 高分子材料科学与工程, 2017, 33（3）: 19-24.

[4] 陈雯婧, 张鸿雁, 邹长军. EDTA-β-CD 交联聚合物的微波合成及其吸附性能 [J]. 合成化学, 2016, 24（11）: 936-941.

[5] 刘方方, 岙秀锋, 杜丛会, 等. 微波技术在合成半纤维素高吸水树脂中的研究[J]. 高分子通报, 2016（4）: 88-94.

[6] 陈峰, 朱英杰. 磷酸钙纳米结构材料的微波辅助液相合成 [J]. 化学进展, 2015, 27（5）: 459-471.

[7] 陈海燕, 丁兰, 刘密兰. 微波辅助合成分子印迹聚合物用于萃取蜂蜜中的氯霉素 [J]. 高等学校化学学报, 2015（1）: 67-73.

[8] PARK S, CHO H, LEE S, et al. Microwave-assisted C-C coupling reaction using polymer-supported electron-rich oxime palladacycles in aqueous condition[J]. Tetrahedron Lett., 2017, 58（27）: 2670-2674.

[9] DAS G, SKORJANC T, PRAKASAM, T, et al. Microwave-assisted synthesis of a viologen-based covalent organic polymer with redox-tunable polarity for dye adsorption[J]. RSC Adv., 2017, 7: 3594-3598.

[10] WEN P, WU Z, HE Y, et al. Microwave-assisted synthesis of a semi-interpenetrating polymer network slow-release nitrogen fertilizer with water absorbency from cotton stalks[J]. ACS Sustainable Chem. Eng., 2016, 4（12）: 6572-6579.

[11] DONG Y, YIN J, YUAN J, et al. Microwave-assisted synthesis and high-performance anhydrous electrorheological characteristic of monodisperse poly（ionic liquid）particles with different size of cation/anion parts[J]. Polymer, 2016, 97: 408-417.

[12] DADHICH P，DAS B，DHARA S，et al. Microwave assisted rapid synthesis of *N*–methylene phosphonic chitosan via Mannich–type reaction[J]. Carbohyd. Polym.，2015，133：345–352.

[13] ZHU W，LIU P，XIAO S，et al. Microwave–assisted synthesis of Ag–doped MOFs–like organotitanium polymer with high activity in visible–light driven photocatalytic NO oxidization[J]. Appl. Catal. B：Environ.，2015，172–173：46–51.

[14] LU W，MA W，LU J，et al. Microwave–assisted synthesis of glycopolymer– functionalized silver nanoclusters：combining the bioactivity of sugar with the fluorescence and cytotoxicity of silver[J]. Macromol. Rapid Commun.，2014，35（8）：827–833.

[15] LIU Y，XIAO N，GONG N，et al. One–step microwave–assisted polyol synthesis of green luminescent carbon dots as optical nanoprobes[J]. Carbon，2014，68：258–264.

[16] LOUPY A. Microwaves in organic synthesis[M]. Berlin：Wiley–VCH，2006.

[17] KAPPE C O，STADLER A. Microwaves in organic and medicinal chemistry[M]. Berlin：Wiley–VCH，2005.

[18] KAPPE C O. Controlled microwave heating in modern organic synthesis[J]. Angew. Chem.，Int. Ed.，2004，43（46）：6250–6284.

[19] de LA HOZ A，DIAZ–ORTIZ A，MORENO A. Microwaves in organic synthesis. Thermal and non–thermal microwave effects[J]. Chem. Soc. Rev.，2005，34（21）：164–178.

[20] ALKAN C，SARI A，KARAIPEKLI A，et al. Preparation，characterization and thermal properties of microencapsulated phase change material for thermal energy storage[J]. Sol. Energy Mater. Sol. Cells，2009，93：143–147.

[21] 刘波. 反应型双子（Gemini）表面活性剂的合成和性能评价 [D]. 成都：成都理工大学，2011.

[22] 刘爱红. 表面活性剂及水溶性功能高分子的 NMR 研究 [D]. 北京：中国科学院研究生院，2007.

[23] DUNKER A K，JOHN W E，RAMMON R，et al. Slightly bizarre protein chemistry：urea-formaldehyde resin from a biochemical perspective[J]. J. Adhes.，1986，19：153–176.

第4章 熔融纺丝法纺制聚乙烯储能调温纤维

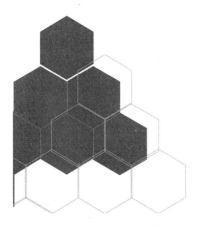

4.1　引言

近年来，具有"自适应"特性的纤维或织物（智能纤维或织物）吸引了越来越多学者的关注。这里所谓的"自适应"特性就是通过使用相变材料（PCM）达到的[1-7]。20 世纪 80 年代初，在美国国家航空航天局（NASA）的项目支持下，研究人员开发了将 PCM 微胶囊加入纺织结构中以提高其热性能的技术[8]。最初使用这些织物主要是用于太空服中，帮助宇航员抵抗外太空的极端温度波动，从而为他（她）们提供更好的温度环境。

服装的隔热性能取决于身体活动和周围环境，如温度和相对湿度等，人体产生的热量很大程度上取决于人体活动。例如：休息时会释放 100 W 的热量，而剧烈活动时则可高达 1 000 W[9]。尤其是在较为寒冷的季节（0 ℃左右），"隔热"的含义可以理解为保证人体即便在休息时也是温暖的。冬季活动较剧烈时，人体释热增加，体温升高，为了将体温的升高控制在一定范围内，人体通过自发排汗——蒸发排出身体中的热量，达到冷却的目的。如果服装的隔热性降低，人体产生的部分热量可以通过对流散发，那么人体就不再需要大量出汗。一件衣服隔热性能的好坏由其织物的厚度和密度决定。织物越厚、密度越低的服装，因空气间隙的存在，自然可以增强隔热性；然而，织物越厚，制成的服装也越重，会在一定程度上给人体活动带来不便。同时，隔热效率也会受到外部温度的影响，温度越极端，隔热效率越低。而由智能纤维（亦称调温纤维，其性能可随外部温度变化）制成的服装可以解决上述问题。调温纤维是一种包含低温相转变材料的新型智能纤维。当包含相变材料的基质被加热时，基质材料温度的升高在达到相变材料熔点时被阻止，热量被相变材料吸收，直到相变材料由固态完全液化后，温度才能继续升高。相反，在低温冷却过程中，基质材料的降温在达到相变材料的凝固点时被阻止，包含相变材料的物质在加热或冷却过程中的热流量会因相变反应而被推迟。这种隔热性取决于温度和时间，是暂时的，被定义为"动态隔热"[10]。可在纤维上涂布相变材料，使织物的热性能得以提高；或将相变材料微胶囊化封装在纤维中，得到温度适应性织物，可在升温时存储热量，在降温时释放热量[11]。在相变温度下，相变材料在经历热循环时的一个显著特征是在某一恒定温度下吸收和存储大量热能，并逐渐进入另一相态。由此，相变材料可被预冷并用作防热屏障，因为若要其升高温度，必须先吸收并存储大量热能；相反，也可将其用作御寒屏障，因为若要其降低温度，必须将大量热量从相变材料中释放出来。

本章实验首先采用微波辐照原位包覆聚合反应制备脲醛树脂/月桂醇相变储能微胶囊，其次通过微型锥型双螺杆挤出机将其与聚乙烯基材进行混合、造粒，最后利用柱塞式纺丝机纺制得到聚乙烯储能调温纤维，并通过熔融指数仪、万能材料试验机、DSC、TG 和 SEM 对其形貌和力学、热学性能进行测试表征。

4.2 实验部分

4.2.1 实验原料

主要原料的规格和来源如表 4.1 所示。

表4.1 实验原料

名　称	规　格	来　源
线性低密聚乙烯	1810D	中国石油兰州石化公司
UF/LA-PCESMs	—	自制

4.2.2 实验仪器和设备

实验中用到的主要仪器和设备如表 4.2 所示。

表4.2　实验仪器和设备

名　称	型　号	生产厂家
数显机械搅拌器	IKA RW20	德国 IKA 公司
微型锥型双螺杆挤出机	SJZS-10A	武汉瑞鸣塑料机械制造公司
数字控温电热套	98-1-C	天津市泰斯特仪器有限公司
差示扫描量热仪	Q20	美国 TA 公司
热重分析仪	Q50	美国 TA 公司
万能材料试验机	UTM4304	深圳新三思公司
熔融指数测定仪	XNR-400C	承德大华试验机有限公司
场发射扫描电子显微镜	SIGMA500	德国 ZEISS 公司

4.2.3　脲醛树脂／月桂醇相变储能微胶囊的制备

参照 3.2.3 中的制备方法。

4.2.4 含相变储能微胶囊的聚乙烯（PE）调温纤维的制备

1. 造粒

分别取冷冻干燥后的脲醛树脂／月桂醇相变储能微胶囊（UF/LA-PCESMs）按不同比例（质量百分数分别为0%、5.0 wt%、10.0 wt%、15.0 wt% 和 20.0 wt%）与聚乙烯充分混合，在直径为 10 mm 的微型锥型双螺杆挤出机上混炼（螺杆转速控制在 20 ～ 25 r/min）、挤出、冷拉成条、切断成粒，干燥备用。

2. 熔融纺丝法制备聚乙烯储能调温纤维

用自行设计的简易纺丝装置进行聚乙烯储能调温纤维的纺制，具体步骤如下：将一个 200 mL 的玻璃烧瓶固定在控温电热套中，调节温度至 150 ～ 160℃，放入上述粒料，待其充分熔融后，牵引出丝，空气冷却，并缠绕在 SXJQ-1 型数显直流无级调速搅拌器的搅拌杆上，转速设置为 60 r/min，则得到不同相变储能微胶囊含量的聚乙烯调温纤维。装置如图 4.1 所示。

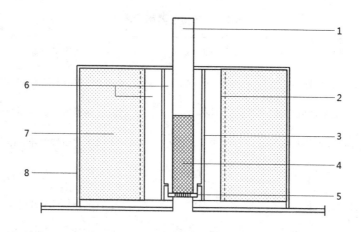

1—柱塞；2—缸体；3—加热板；4—物料；5—喷丝板；

6— 传热套；7—保温填料；8—炉壳。

图 4.1　自制柱塞式纺丝机结构示意图

4.2.5　测试与表征

1.扫描电子显微镜（SEM）分析

采用 SIGMA 500 型扫描电子显微镜（德国 ZEISS 公司）表征聚乙烯储能调温纤维（UF/LA-PCESMs-PE 纤维）的表面、断面形貌。使用 EMS 550（Electron Microscopy Sciences）溅射单元对样品进行喷金处理，将喷金后的 UF/LA-PCESMs-PE 纤维放置在高真空度的腔室中，在 1.0 kV 电压下观察其表面形貌特征。

2.差示扫描量热（DSC）分析

采用 Q20 型差示扫描量热仪（美国 TA 公司）对混有不同含量脲醛树脂／月桂醇相变储能微胶囊的 UF/LA-PCESMs-PE 纤维的热性能进行分析。DSC 的测试条件如下：氮气流速 50 mL/min，升、降温速率均为 10 ℃ /min，样品从 0 ℃升温到 50 ℃，再从 50 ℃降温至 0 ℃。通过分析升、降温曲线，可获得 UF/LA-PCESMs-PE 纤维的热性能。

3.热失重性能（TG）分析

采用 Q50 型热重分析仪（美国 TA 公司）对混有不同含量脲醛树脂／月桂醇相变储能微胶囊的 UF/LA-PCESMs-PE 纤维进行热失重分析。测温区间为室温～600 ℃，升温速率 20 ℃ /min，气氛为 N_2，平衡气 40 mL/min，样气 60 mL/min。

4. 力学性能分析

按照 GB/T 1040.3—2006《塑料拉伸性能的测定第 3 部分：薄膜和薄片的试验条件》国家标准，采用 UTM 4304 型万能材料试验机对 PE 调温纤维的力学性能进行测试，纤维初始长度为 50 mm，拉伸速率为 100 mm/min，每个样品重复 5 次，取平均值，得到纤维抗张强度（MPa）和断裂伸长率（%）数据。

5. 熔融指数的测定

按照 GB/T 3682—2018《热塑性塑料熔体质量流动速率和熔体体积流动速率的测定》国家标准，将干燥的混有不同含量相变储能微胶囊的 PE 调温纤维在 XNR-400C 型熔融指数仪上测试其流动性，测试温度 190 ℃，模口内径 ϕ=2.095 mm，负荷 5 000 g，取样时间间隔 180 s。

4.3　结果与讨论

4.3.1　切片的熔体流动性

图 4.2 为造粒后所得切片中 UF/LA-PCESMs 的添加量与熔融指数的关系曲线。由图可知，在 UF/LA-PCESMs 添加量分别为 5 wt%、10 wt%、15 wt%、20 wt%（基于 PE 质量）时，切片均表现出了良好的熔体流动性。但随着 UF/LA-PCESMs 含量的增加，熔融指数却呈现了先上升后下降的趋势。当 UF/LA-PCESMs 含量为 0 ~ 10 wt% 时，熔融指数逐渐上升并达到峰值。其后，随着 UF/LA-PCESMs 含量的增加，切片熔体流动性变差，熔融指数回落。究其原因，因为在聚乙烯基体中不断添加 UF/LA-PCESMs，脲醛树脂含量逐渐增多，其热加工流动性弱于聚乙烯基材，换言之，UF/LA-PCESMs 的流动性差，对聚乙烯的流动造成了阻力，因而导致熔融指数值下降。

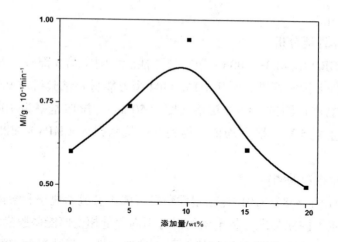

图4.2　不同 UF/LA-PCESMs 含量下切片的熔融指数

4.3.2 UF/LA-PCESMs-PE 储能调温纤维的 DSC 分析

图 4.3 为混入不同含量脲醛树脂 / 月桂醇相变储能微胶囊的 UF/LA-PCESMs-PE 纤维的 DSC 测试曲线，其相变起始温度（T_{onset}）、峰值温度（T_{peak}）和储能潜热（ΔH_{latent}）都可以通过 DSC 测试得到。从图 4.3 可以看出，混入微胶囊后的 PE 调温纤维均在 20 ℃附近出现了吸热峰，这略低于月桂醇的相转变温度，这是和体相材料相比，其被高度分散后增大了比表面积的缘故。此外，由图 4.3 和表 4.3 不难发现，随着 UF/LA-PCESMs-PE 调温纤维中脲醛树脂 / 月桂醇相变储能微胶囊含量的增加，PE 调温纤维的吸热峰面积逐渐增加，对应的储能潜热分别为 18.63 J/g、41.59 J/g、59.04 J/g 和 74.52 J/g，储能潜热稳步增加。但与脲醛树脂 / 月桂醇相变储能微胶囊的潜热相比，上述数值明显偏小，当然更明显低于纯月桂醇的储能潜热，究其原因如下：其一，对储能调温纤维而言，PE 基体占主要成分，相当于在脲醛树脂之外又包裹了一层没有储能潜热的聚合物材料，总体上拉低了储能潜热值；其二，在造粒、纺丝、牵伸等加工过程中，相变储能微胶囊不可避免地会发生破坏、损失，因而导致相变材料发生部分泄露，自然使 PE 调温纤维的储能潜热降低。

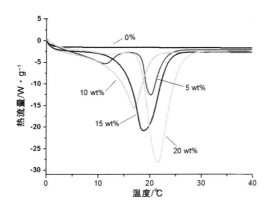

图 4.3　不同 UF/LA-PCESMs 含量下 PE 储能调温纤维的 DSC 曲线

表4.3　UF/LA-PCESMs-PE 储能调温纤维的相变温度及储能潜热

	纤维 1	纤维 2	纤维 3	纤维 4	纤维 5
相变起始温度 /℃	—	18.30	12.65	15.48	18.11
相变峰值温度 /℃	—	20.17	16.90	18.82	21.57
储能潜热 /J·g⁻¹	—	18.63	41.59	59.04	74.52

4.3.3　UF/LA-PCESMs-PE 储能调温纤维的 TG 分析

图 4.4 为 UF/LA-PCESMs-PE 储能调温纤维的热失重曲线，表 4.4 所示为相应的热分析数据。由图可以看出，不含相变储能微胶囊的 PE 纤维的失重起始温度为 350 ℃左右，而混入了 5 wt% 微胶囊的储能调温纤维的失重起始温度上升到 400 ℃左右，增加了近 50 ℃；进一步增加相变储能微胶囊的含量，调温纤维的失重起始温度继续上升，在微胶囊添加量至 20 wt% 以内，纤维失重起始温度基本恒定在 420 ℃左右，较 PE 纤维增加了近 70℃，这是由于相变储能微胶囊是以脲醛树脂为壁材，而脲醛树脂又具有较好的热稳定性。此外，由图 4.4 可知，随着调温纤维中相变储能微胶囊含量的增加，纤维最大失重速率温度也逐渐向高温移动，在微胶囊添加量至 20 wt% 以内，基本恒定在 500 ℃左右，较 PE 纤维有较大幅度的增加。上述实验结果表明，相变储能微胶囊的加入改善了 PE 纤维的热稳定性。

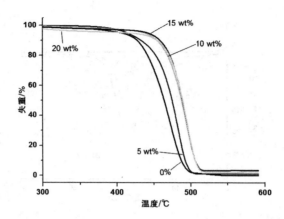

图4.4　不同 UF/LA-PCESMs 含量下 PE 储能调温纤维的 TG 曲线

表4.4　UF/LA-PCESMs-PE储能调温纤维的TG热性能参数

	纤维 1	纤维 2	纤维 3	纤维 4	纤维 5
相变储能微胶囊含量 /wt%	0	5	10	15	20
起始点 /℃	349.77	396.96	423.69	419.14	422.55
终止点 /℃	498.58	507.28	518.08	518.08	516.38
失重 /%	99.28	97.42	97.85	97.81	98.19

4.3.4　UF/LA-PCESMs-PE 储能调温纤维的力学性能分析

在纺织加工、纺织品使用过程中，纤维可能受到各种外力作用，因而其必须具有一定的抵抗外力的能力。力学性质对纤维而言十分重要，具有非常重要的技术意义。自然，纤维的强度也是制品各项物理力学性能得以发挥的保障。一般来说，纤维长度是直径的 1 000 倍以上，呈现一种细长的柔性材料，而轴向拉伸是其最主要的受力形式，其中抗张强度是最重要的力学性能指标。

图 4.5 为 UF/LA-PCESMs-PE 储能调温纤维的物理机械性能（负荷 - 伸长）测试曲线，表 4.5 为相应的力学数据。从图 4.5 和表 4.5 可知，所有样品的测试结果均呈现典型的纤维拉伸曲线特征。测试曲线分为三个区域，一开始为线性（近似线性）区，在此区域纤维形变大小正比于外力大小，应力 - 应变呈线性关系，服从胡克定律；其后为屈服区，在此区域负荷上升缓

慢，伸长变形增加较快，此时的应力－应变曲线具有较小的斜率；最后为强化区，伸长变形增加较慢，负荷上升较快，纤维大分子链经屈服流动后已充分伸直，进一步拉伸比较困难，应力－应变曲线斜率增加，直至纤维断裂。

对比 1～5 号纤维的性能不难看出，相变储能微胶囊的含量对纤维的抗张强度有明显影响，随着其含量增加，纤维抗张强度下降。这是由于相变储能微胶囊的混入破坏了 PE 基体材料的连续性，换句话说，微胶囊的引入相当于在连续的 PE 基体中混入了外来杂质，从而导致纤维截面处对抗张强度起决定作用的纤维基材量下降，因而牵伸时纤维容易在微胶囊位置处发生断裂，使抗张强度下降。此外，在与 PE 混合、纺丝过程中，相变储能微胶囊受剪切、拉伸作用不可避免地会发生破坏，导致相变材料泄露，从而影响纤维的力学性能。虽然相变储能微胶囊的加入对纤维的力学性能造成了一定的影响，但 5 个试样的测试结果仍满足常规纤维的使用要求范围。

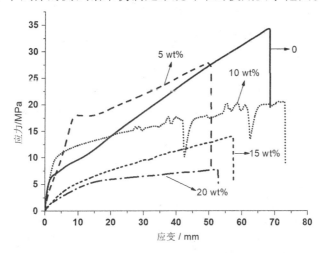

图 4.5　UF/LA-PCESMs-PE 储能调温纤维的物理机械性能

表4.5　UF/LA-PCESMs-PE储能调温纤维的物理机械性能数据

	纤维 1	纤维 2	纤维 3	纤维 4	纤维 5
相变储能微胶囊含量 /wt%	0	5	10	15	20
抗张强度 /MPa	34.31	27.94	18.38	14.07	7.73
断裂伸长率 /%	137.3	101.3	146.4	126.2	106.0

4.3.5　UF/LA-PCESMs-PE 储能调温纤维的 SEM 分析

图 4.6～图 4.10 是混入不同含量脲醛树脂／月桂醇相变储能微胶囊的 PE 调温纤维的 SEM 照片。从照片中可以看出，在未混入相变储能微胶囊时，PE 纤维表面光滑，直径约为 100 μm。当 PE 纤维中混入相变储能微胶囊且随其含量逐渐增加时，明显可见 PE 纤维表面变得粗糙，且粗糙程度逐渐增加，这是因为混入的相变微胶囊破坏了 PE 基体纺丝加工的连续性，尤其是当 PE 基体中混入的相变微胶囊含量较高时，脲醛树脂含量相应增加，而其与 PE 在加工性能上存在较大差别，从而使 PE 储能调温纤维的可纺性变差。

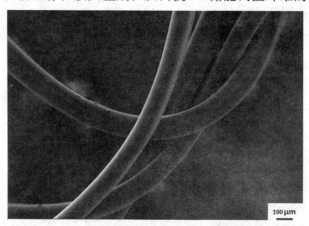

图 4.6　PE 储能调温纤维的 SEM 照片（UF/LA-PCESMs 含量 0）

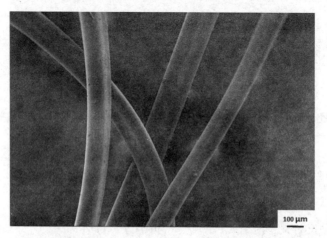

图 4.7　PE 储能调温纤维的 SEM 照片（UF/LA-PCESMs 含量 5 wt%）

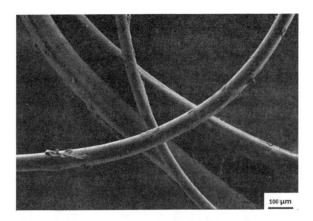

图 4.8　PE 储能调温纤维的 SEM 照片（UF/LA–PCESMs 含量 10 wt%）

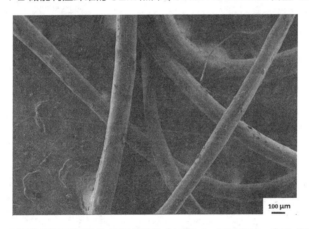

图 4.9　PE 储能调温纤维的 SEM 照片（UF/LA–PCESMs 含量 15 wt%）

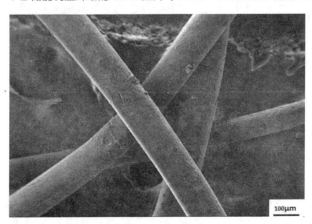

图 4.10　PE 储能调温纤维的 SEM 照片（UF/LA–PCESMs 含量 20 wt%）

从 PE 储能调温纤维断面 SEM 照片（图 4.11～图 4.12）可以清晰地看到脲醛树脂／月桂醇相变储能微胶囊，其形貌呈圆球状（部分微胶囊因制样操作破损），表面较为粗糙，微胶囊粒径约为 2.0 μm，且分布较窄。

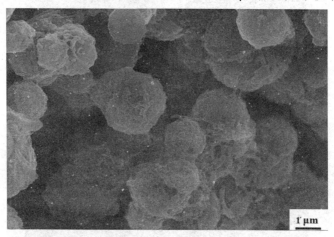

图 4.11　PE 储能调温纤维中 UF/LA-PCESMs 的 SEM 照片（比例：1 μm）

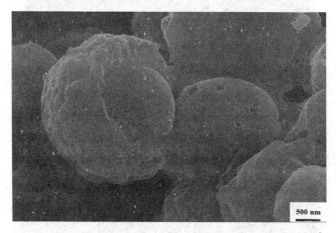

图 4.12　PE 储能调温纤维中 UF/LA-PCESMs 的 SEM 照片（比例：500 nm）

4.4　本章小结

本章采用微波辐照原位聚合制备了脲醛树脂／月桂醇相变储能微胶囊，将其混入聚乙烯基体，造粒、纺制得到了聚乙烯储能调温纤维，并对其进行了相关测试表征。具体结论如下：

（1）热学性能上，随着 UF/LA-PCESMs-PE 调温纤维中脲醛树脂／月桂醇相变储能微胶囊含量的增加，PE 调温纤维的储能潜热稳步增加，实验范围内最高可达 74.52 J/g，此值明显低于纯月桂醇的储能潜热，但与已有报道相比较为理想；在热失重实验中，随着调温纤维中相变储能微胶囊含量的增加，纤维最大失重速率温度也逐渐向高温移动，并恒定在 500 ℃左右，较 PE 纤维有较大幅度的增加，表明脲醛树脂／月桂醇相变储能微胶囊的加入改善了 PE 纤维的热稳定性。

（2）力学性能上，随着纤维中相变储能微胶囊含量的增加，纤维的抗张强度逐渐下降，因而需要在热学性能与力学性能间寻求一个平衡值。在实验范围内，当脲醛树脂／月桂醇相变储能微胶囊含量达到 20 wt% 时，PE 调温纤维能够满足常规纤维的使用要求。

（3）SEM 结果显示，脲醛树脂／月桂醇相变储能微胶囊较好地分布于 PE 调温纤维中，其结构在经过共混、造粒、纺丝过程后仍保留得较为完整，粒径约为 2.0 μm，且分布较窄。对于 PE 调温纤维而言，随着其中混入相变储能微胶囊含量的增加，纤维表面变得愈加粗糙。

参考文献

[1] KE G，WANG X，PEI J. Fabrication and Properties of electrospun PAN/LA–SA/TiO$_2$ composite phase change fiber[J]. Polymer–Plastics Technology and Engineering, 2017, 57（10）: 958–964.

[2] YI S, SUN S, DENG Y, et al. Preparation of composite thermochromic and phase–change materials by the sol–gel method and its application in textiles[J]. Journal of The Textile Institute, 2015, 106（10）: 1071–1077.

[3] ZHANG Z, ZHANG X, SHI H, et al. Thermo–regulated sheath/core submicron fiber with poly（diethylene glycol hexadecyl ether acrylate） as a core[J]. Textile Research Journal, 2015, 86（5）: 493–501.

[4] WEDER M, BRUHWILER P A, HERZIG U, et al. Neutron radiography measurements of moisture distribution in multilayer clothing systems[J]. Textile Research Journal, 2004, 74（8）: 695–700.

[5] 谢跃亭，邢善静，曹俊友，等. 基于相变材料作用下的智能调温纤维 [J]. 合成纤维，2017，46（9）: 27–30.

[6] 张春媛，王军. 智能纤维在服装中的应用与发展 [J]. 纺织科技进展，2017（7）: 49–52.

[7] 张希莹，方东根，沈雷，等. 智能纤维及智能纺织品的研究与开发 [J]. 纺织导报，2015（6）: 103–106.

[8] NELSON G. Microencapsulation in textile finishing[J]. Review of Progress in Coloration, 2001, 31（1）: 57–64.

[9] HOLMES D A. Performance characteristics of waterproof breathable fabrics[J]. Journal of Coated Fabrics, 2000, 29（4）: 306–316.

[10] SEN A K. Coated textiles: principle and applications[M]. New York: Technomic Publishing Co., 2001.

[11] VIGO T L, FROST C M. Temperature–adaptable textile fibers and method of preparing same[P]. US Patent 4871615, 1989.

第 5 章 结 论

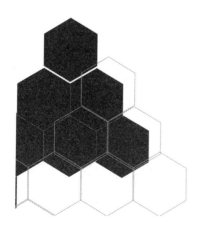

　　本书采用超声辐照原位包覆聚合反应制备了聚甲基丙烯酸甲酯／硬脂酸相变储能纳米胶囊，采用微波辅助原位包覆聚合反应制备了脲醛树脂／月桂醇相变储能微胶囊，最后将脲醛树脂／月桂醇相变储能微胶囊应用于聚乙烯基材中纺制得到了 PE 储能调温纤维。发展并深化了超声声化学技术、微波化学技术在材料制备领域中的应用，实现了相变储能聚合物微胶囊制备方法上的突破，提供了高效、清洁、简便地获得相变储能聚合物微胶囊的新思路。主要结论如下：

　　（1）采用超声辐照原位包覆聚合反应制备了聚甲基丙烯酸甲酯／硬脂酸相变储能纳米胶囊。通过平行实验考察了声化学参数（超声时间、超声波强度）、反应温度、氮气流量和乳化剂用量对 MMA 单体转化率的影响。结果显示：当超声辐照原位包覆聚合反应进行到 30 min 时，单体转化率可达90%；在 750 W 超声功率下，单体转化率最高，可达80%；反应温度过低，单体转化率较低，聚合反应速率较小，反应温度上升至室温时，单体转化率大幅提升，继续升高温度对聚合反应影响不大；氮气流速对超声辐照原位包覆聚合反应影响明显，但其流速为 50 mL/min 时，反应速率和单体转化率较好；SDS 对超声辐照原位包覆聚合反应影响显著，当体系中未加入 SDS 时，反应不能发生，当 SDS 用量达到单体的 1.0 wt% 时，反应速率和单体转化率较好。

　　采用两轮正交实验考察了超声功率、超声时间、氮气流量和 SDS 用量对超声辐照原位包覆聚合反应的影响，以 PMMA 对 SA 的包覆率（相变储能潜热的量度）为考察指标。结果显示：对反应包覆率影响由大到小的因素分别为 SDS 用量、超声功率、氮气流量和超声时间。实验因素水平范围内的较优参数如下：超声功率 750 W、超声时间 50 ~ 60 min、SDS 用量 1.0 wt%（基于单体质量）、N_2 流量 50 mL/min。结合三相界面理论对超声辐照原位包覆聚合反应进行热力学分析，结果表明，当以 PMMA 为壁材、以 SA 为相变芯材时，各项扩散系数均小于 0，此时形成的纳米胶囊在单位面积上的界面自由能最小，因而能够形成较为完美的核壳结构。动力学分析表明，在超声辐照原位包覆聚合反应中，成核过程贯穿始终，活性点数目在反应过程中不恒定，因而不存在恒速期。在增速期内，乳胶粒数目不断增加，聚合速率增加；而在反应后期，随着聚合反应转化率的提高，单体不断被消耗，浓度下降，聚合速率逐渐减小。

对聚甲基丙烯酸甲酯 / 硬脂酸相变储能纳米胶囊进行表征。DLS 结果显示，微胶囊粒径在 100 nm 以下且呈现单分散分布。TEM、SEM 和 AFM 观察了微胶囊的形貌，其呈现明显的核壳结构，且粒径分布均匀，约为 80 nm。DSC 结果显示，聚甲基丙烯酸甲酯 / 硬脂酸相变储能纳米胶囊的初始相转变温度、峰值温度和储能潜热分别为 53.11 ℃、55.57 ℃和 155.6 J/g，对相变芯材硬脂酸的包覆率达到 83.0%。XPS 结果显示，超声辐照原位包覆聚合反应前后，C 元素含量下降，而 O 元素含量则大幅上升。通过 C/O 值的变化，证实了 PMMA 壁材对 SA 相变芯材的包覆。

（2）采用微波化学手段制备了脲醛树脂 / 月桂醇相变储能微胶囊。在微波辅助原位包覆聚合反应中，微波功率对相变材料包覆率（相变储能潜热）有显著影响，功率过高或过低均不能得到较高的包覆率，在实验范围内，当微波功率为 300 W 时效果最佳；微波技术可显著缩短聚合反应时间，当反应时间为 35 min 时，微波辅助原位包覆聚合反应包覆率可达 80%；乳化均化速率对相变材料包覆率影响明显，过高或过低均不利于提升包覆率，当均化速率为 3 000 r/min 时微胶囊储能潜热达到峰值；搅拌速率对微胶囊储能潜热有显著影响，随着搅拌速率增加，储能潜热上升，当搅拌速率为 800 r/min 时微胶囊储能潜热达到峰值；与单一乳化剂相比，复合乳化剂在提高界面膜机械强度和乳液稳定性方面更具优势，因而有利于提高相变微胶囊的储能潜热；乳化剂用量对聚合物微胶囊储能潜热的影响呈现先增加后减小趋势，当其用量为单体的 3.5 wt% 时效果最佳。

对脲醛树脂 / 月桂醇相变储能微胶囊进行表征。DLS 结果显示，微胶囊粒径为 170 ～ 180 nm，且单分散性能优异。TEM、SEM 和 AFM 观察了微胶囊的形貌，外壳结构无孔、致密，表面光滑，壳层厚度约为 10 nm。DSC 结果显示，脲醛树脂 / 月桂醇相变储能微胶囊的初始相转变温度、峰值温度和储能潜热分别为 22.64 ℃、26.84 ℃ 和 156.0 J/g，对相变芯材月桂醇的包覆率达到 75%。XPS 结果显示，微波辅助原位包覆聚合反应前后，C 元素含量下降，而 O 元素含量则大幅上升。通过 C/O 值的变化，证实了脲醛树脂壁材对月桂醇相变芯材的包覆。

（3）将微波辐照原位聚合制备的脲醛树脂／月桂醇相变储能微胶囊混入聚乙烯基体，造粒、纺制得到了聚乙烯储能调温纤维。在热学性能上，随着 UF/LA-PCESMs-PE 调温纤维中脲醛树脂／月桂醇相变储能微胶囊含量的增加，PE 调温纤维的储能潜热稳步增加，实验范围内最高可达 74.52 J/g，此值明显低于纯月桂醇的储能潜热，但与已有报道相比较为理想；在热失重实验中，随着调温纤维中相变储能微胶囊含量的增加，纤维最大失重速率温度也逐渐向高温移动，并恒定在 500 ℃左右，较 PE 纤维有较大幅度增加，表明脲醛树脂／月桂醇相变储能微胶囊的加入改善了 PE 纤维的热稳定性。

在力学性能上，随着纤维中相变储能微胶囊含量的增加，纤维的抗张强度逐渐下降，因而需要在热学性能与力学性能间寻求一个平衡值。在实验范围内，当脲醛树脂／月桂醇相变储能微胶囊含量达到 20 wt% 时，PE 调温纤维能够满足常规纤维的使用要求。SEM 结果显示，脲醛树脂／月桂醇相变储能微胶囊较好地分布于 PE 调温纤维中，其结构在经过共混、造粒、纺丝过程后仍较为完整，粒径约为 2.0 μm，且分布较窄。对于 PE 调温纤维而言，随着其中混入相变储能微胶囊含量的增加，纤维表面变得愈加粗糙。